AF717146

Hobbs • Balentine

Therapie-Tools
Selbstmitgefühl für Kinder

E-Book inside + Arbeitsmaterial

Mit dem untenstehenden Download-Code erhalten Sie die PDF-Version dieses Buches inkl. aller Arbeitsmaterialien.

So laden Sie Ihr E-Book inside herunter:

1. Öffnen Sie die Website: http://www.beltz.de/ebookinside
2. Geben Sie den untenstehenden Download-Code ein und füllen Sie das Formular aus.
3. Mit dem Klick auf den Button am Ende des Formulars erhalten Sie Ihren persönlichen Download-Link.
4. Der Code ist nur einmal gültig. Bitte speichern Sie die Datei auf Ihrem Computer.
5. Beachten Sie bitte, dass es sich bei Ihrem Download um eine Einzelnutzerlizenz handelt. Das E-Book ist für Ihren persönlichen Gebrauch bestimmt.
6. Als Institution mit mehreren Nutzer:innen erhalten Sie mehr Infos zur Materialnutzung über psychotherapie.tools mit einer Mail an vertrieb-psychotherapie.tools@beltz.de

Download-Code

P4P7BC6U6E

Lorraine M. Hobbs, MA, ist Gründungsdirektorin der Familien- und Bildungsprogramme am Zentrum für Achtsamkeit der Universität von Kalifornien, San Diego (UCSD). Hobbs ist Mitbegründerin des Programms Achtsames Selbstmitgefühls für Jugendliche (MSC-T) und Mitentwicklerin des MSC-T-Lehrerausbildungsweges. Sie ist eine zertifizierte Lehrerin für achtsames Selbstmitgefühl (MSC), Mitgefühls-Kultivierungstraining (CCT) und achtsamkeitsbasierter Stressreduktion (MBSR). Hobbs ist MBSR-Mentorin am UCSD Mindfulness-Based Professional Ausbildungsinstitut. Sie ist auch Mitentwicklerin von »A Friend in Me: Selbstmitgefühl für Kinder und Eltern« und das »Compassion in Parenting« Programm (CiP).

Amy C. Balentine, PhD, praktiziert seit mehr als zwanzig Jahren als klinische Psychologin mit Schwerpunkt für Kinder und Jugendliche. Sie ist Gründerin und Direktorin des Memphis Center for Mindful Living, LLC. Sie ist außerdem eine qualifizierte MBSR-Lehrerin und arbeitet als Achtsamkeitslehrerin an der Universität von Kalifornien, San Diego Zentrum für Achtsamkeit; außerdem leitet sie Achtsamkeitskurse und Retreats für Schulen, gemeinnützige Einrichtungen und andere Organisationen. Sie ist Mitentwicklerin von »A Friend in Me: Selbstmitgefühl für Kinder und Eltern«.

Geleitwort-Autorin **Kristin Neff**, PhD, ist eine Pionierin auf dem Gebiet der Selbstmitgefühlsforschung. In Zusammenarbeit mit ihrem Kollegen, Christopher Germer, entwickelte sie ein empirisch gestütztes, achtwöchiges Trainingsprogramm (»Mindful Self-Compassion«) und bietet weltweit Workshops zum Thema Selbstmitgefühl an.

Lorraine M. Hobbs • Amy C. Balentine

Therapie-Tools Selbstmitgefühl für Kinder

Mit E-Book inside und Arbeitsmaterial

BELTZ

Lorraine M. Hobbs and Amy C. Balentine
Instant Help Books
An imprint of New Harbinger Publications, Inc.
5674 Shattuck Avenue
Oakland, CA 94609

Copyright © 2023 by Lorraine M. Hobbs & Amy C. Balentine

Aus dem Englischen übersetzt: THE SELF-COMPASSION WORKBOOK FOR KIDS.FUN MINDFULNESS ACTIVITIES TO BUILD EMOTIONAL STRENGTH AND MAKE KINDNESS YOUR SUPERPOWER
First published by Instant Help Books, an imprint New Harbinger Publications, Inc.

Das Werk einschließlich aller seiner Teile ist urheberrechtlich geschützt. Jede Verwertung ist ohne Zustimmung des Verlags unzulässig. Das gilt insbesondere für Vervielfältigungen, Übersetzungen, Mikroverfilmungen und die Einspeicherung und Verarbeitung in elektronische Systeme. Die Verlagsgruppe Beltz behält sich die Nutzung ihrer Inhalte für Text und Data Mining im Sinne von § 44b UrhG ausdrücklich vor.

MIX
Papier | Fördert gute Waldnutzung
FSC® C089473

Dieses Buch ist erhältlich als:
ISBN 978-3-621-29071-5 Print
ISBN 978-3-621-29093-7 E-Book (PDF)

1. Auflage 2024

© 2024 Programm PVU Psychologie Verlags Union
in der Verlagsgruppe Beltz · Weinheim Basel
Werderstraße 10, 69469 Weinheim
Alle Rechte vorbehalten

Lektorat: Franziska Rohde
Umschlagbild: Lina Marie Oberdorfer
Herstellung: Victoria Larson
Satz: WMTP Wendt-Media Text-Processing GmbH
Druck und Bindung: Beltz Grafische Betriebe, Bad Langensalza
Beltz Grafische Betriebe ist ein klimaneutrales Unternehmen (ID 15985-2104-100).
Printed in Germany

Weitere Informationen zu unseren Autor:innen und Titeln finden Sie unter: www.beltz.de

Inhalt

Verzeichnis der Arbeits- und Informationsblätter

7 Deinen inneren Drachen zähmen 146

8 Dankbarkeit macht dich glücklich 168

Geleitwort

Mit diesem wunderbaren und unterhaltsamen Buch voller Arbeitsmaterialien können Kinder lernen, wie sie in einer sich schnell verändernden Welt für sich selbst sorgen und mit Stress umgehen können. Leider erleben Kinder heute im Allgemeinen mehr Stress als je zuvor, was zu einem nationalen Notstand im Bereich der psychischen Gesundheit von Kindern und Jugendlichen geführt hat. Diesen Stress erleben Kinder in einer Zeit, in der sie sich in bedeutenden Entwicklungsphasen befinden.

Ganz gleich, ob Kinder durch Missbrauch traumatisiert wurden, einen Verlust erlitten haben, unter der alltäglichen Angst vor der Pandemie leiden oder von Gleichaltrigen unter Druck gesetzt werden – in einer Zeit, in der wir mit einem erheblichen Mangel an Ressourcen für die psychische Gesundheit konfrontiert sind, brauchen Kinder noch mehr Unterstützung.

Deshalb ist Selbstmitgefühl ein so wertvolles Instrument für junge Menschen, denn Selbstmitgefühl bedeutet, sich selbst ein guter Freund zu sein, wenn man Probleme hat. Es ist eine Chance für Kinder, Mitgefühl zu einer Superkraft zu entwickeln, die ihnen helfen kann, mit einigen der beängstigenden und unangenehmsten Seiten des Kindseins umzugehen – fragen Sie nur einmal ein Kind nach den gemeinen Kindern in der Schule oder dem Druck der sozialen Medien!

Die Forschung zeigt, dass Selbstmitgefühl Ängste, Sorgen und Stress bei Jugendlichen verringern kann, wenn sie lernen, sich selbst zu umsorgen, und sogar suizidale Gedanken verringert. Studien zeigen auch, dass Kinder glücklicher sind, sich besser entwickeln und besser funktionieren, wenn sie durch Selbstmitgefühl emotionale Ressourcen aufbauen, die ihnen helfen, Schwierigkeiten im Leben zu bewältigen.

Achtsamkeit hilft Kindern, ihre Aufmerksamkeit auf das Hier und Jetzt zu richten und hat das Potenzial, den Geist zu beruhigen und negative Gedanken und Gefühle zu reduzieren. Selbstmitgefühl konzentriert sich auf Wärme, sodass Kinder sich selbst gegenüber freundlich, unterstützend und annehmend sein können. Diese Wärme und das achtsame Bewusstsein können Kindern helfen, mit den schwierigen Momenten im Leben umzugehen und ihr volles Potenzial auszuschöpfen. Die Forschung zeigt, dass Ermutigung und konstruktive Kritik durch die Linse des Selbstmitgefühls wirksamere Motivatoren als harsche Selbstverurteilung sind, um Kindern dahingehend zu begleiten, eine Wachstumsorientierung zu entwickeln und Scheitern als Teil des Lebens anzusehen.

Die kraftvollen Übungen in diesem Buch können Kindern helfen, emotionale Stärke und Resilienz zu entwickeln, besonders in herausfordernden Zeiten. Kinder können viele wunderbare Meditationen und Aktivitäten erlernen, die altersgerecht sind und größtenteils aus dem Programm »Achtsames Selbstmitgefühl für Jugendliche« stammen, einer Adaption des Programms »Achtsames Selbstmitgefühl für Erwachsene« (MSC), das von meinem Kollegen Chris Germer und mir entwickelt wurde.

Es besteht kein Zweifel, dass Kinder von den Lehren in diesem Buch profitieren werden. Es ist ein unschätzbares Hilfsmittel für Fachleute, die mit Kindern arbeiten.

Kristin Neff, PhD

Einführung

Ein Brief an die Leser:innen

Dieses Buch wurde erstellt, um Therapeut:innen, Lehrkräften, Eltern und Betreuenden, eine zugängliche und ansprechende Möglichkeit zu geben, Kindern im Grundschulalter die Fähigkeiten der Achtsamkeit und des Selbstmitgefühls zu vermitteln. Jede Aktivität kann aus dem Buch entnommen werden und für sich alleine stehen. Die tiefgreifendste Erfahrung machen die Kinder allerdings, wenn sie die Übungen von Anfang bis Ende durcharbeiten. Dadurch können sie zu Beginn des Arbeitsbuchs einige grundlegende Fähigkeiten in Bezug auf Achtsamkeit und Selbstmitgefühl erlernen, bevor sie sich an anspruchsvollere Themen und Meditationen wagen, die etwas mehr Übung und Geschicklichkeit erfordern, wie z. B. **AB 67** »Benenne es, um es zu zähmen-Übung«.

Dieses Buch wurde auf Grundlage eines sechswöchigen Online-Programms für achtsames Selbstmitgefühl für Kinder und ihre Bezugspersonen namens *A Friend in Me* entwickelt. Das Programm führt Kinder in die Themen Achtsamkeit und Selbstmitgefühl ein und hilft ihnen, ihre Fähigkeiten zu entwickeln, sich selbst und andere auch in schwierigen Zeiten und Umständen zu unterstützen. Es ist eine Adaption des Programms für Jugendliche (*Mindful Self-Compassion for Teens*), der einzigen autorisierten Adaption des Programms Mindful Self-Compassion, das von Chris Germer und Kristin Neff entwickelt wurde. Da Achtsamkeit eine Praxis ist, die uns in den gegenwärtigen Moment bringt, wollten wir, dass die Übungen im Buch das Herz und den Geist der Kinder für das Gefühl öffnen, das entsteht, wenn man sich auf den gegenwärtigen Augenblick einlässt und ihn mit allen Sinnen erlebt. Deshalb haben wir spaßige und ansprechende Übungen aufgenommen, die auch außerhalb des Buches stattfinden können, darunter Yoga und verschiedene Übungen im Freien, die die Kinder dazu einladen, ihre Sinne zu wecken und sich mit der sie umgebenden Welt zu verbinden. Wir laden die Erwachsenen ein, die mit den Kindern an diesem Buch arbeiten, sich mit an den Übungen zu beteiligen. Einige der Übungen lassen sich idealerweise mit einer anderen Person durchführen. Wir lernen in Beziehungen und in der Gemeinschaft, daher gibt es nichts Inspirierenderes als zu sehen, dass ein Erwachsener mit ihnen zusammen lernt, ihnen die Fähigkeiten vorlebt und sie wertschätzt. Dies gibt Kindern auch die Möglichkeit zu sehen, dass sie nicht allein mit den Herausforderungen kämpfen, denen sie sich stellen müssen, und den großen Gefühlen, die sie empfinden. Inneres Ringen ist eine gemeinsame menschliche Erfahrung, und es hilft Kindern, sich selbst mit Freundlichkeit zu behandeln, wenn sie sehen, dass sie nicht die Einzigen sind, die Mitgefühl brauchen.

Von Zeit zu Zeit müssen Aktivitäten von Erwachsenen beaufsichtigt und angeleitet werden, um die Sicherheit zu gewährleisten, wie zum Beispiel der Umgang mit einer Schere oder ein Spaziergang. Dies wird im Arbeitsbuch vermerkt. Wir wissen, dass Kinder unterschiedliche Fähigkeiten haben. Wenn Sie Übungen sehen, die für Ihr Kind nicht geeignet sind, nehmen Sie Anpassungen vor, damit es sie auf seine eigene Weise genießen kann. Holen Sie die Kinder dort ab, wo sie sind, und achten Sie darauf, wie sie auf die Übungen reagieren und denken Sie daran, dass Achtsamkeit ein Muskel ist. Diese Aktivitäten sollen den Kindern helfen, ihren »Bewusstseinsmuskel« zu entwickeln, damit sie erkennen können, wenn sie Probleme haben, und sich dann sich selbst mit Freundlichkeit und Mitgefühl zuwenden können. Die Kinder werden ihre Fähigkeiten in ihrem Leben weiter ausbauen und entwickeln.

Wir laden Sie ein, die Übungen und Aktivitäten im Buch auf eine lockere und zwanglose Weise anzuleiten. Hoffentlich ist dies nur der Beginn der Achtsamkeitsreise für die Kinder, also helfen Sie uns, dieses Buch zu einer zugänglichen und unterhaltsamen Möglichkeit für Kinder werden zu lassen, einen Startpunkt für diesen Weg zu finden.

Herzlichst,

Lorraine Hobbs, MA
Amy Balentine, PhD

1 Freundlichkeit sich selbst gegenüber erlernen

Dieses Kapitel führt die Kinder an das Konzept der Selbst-Freundlichkeit und des Selbstmitgefühls heran. Die Kinder sollen lernen, was Selbstmitgefühl genau ist und wobei es ihnen helfen kann. Außerdem bietet es erste kindgerechte Übungen und damit Bewältigungsstrategien wie sich zu reflektieren, bewusster zu atmen und Yogaübungen.

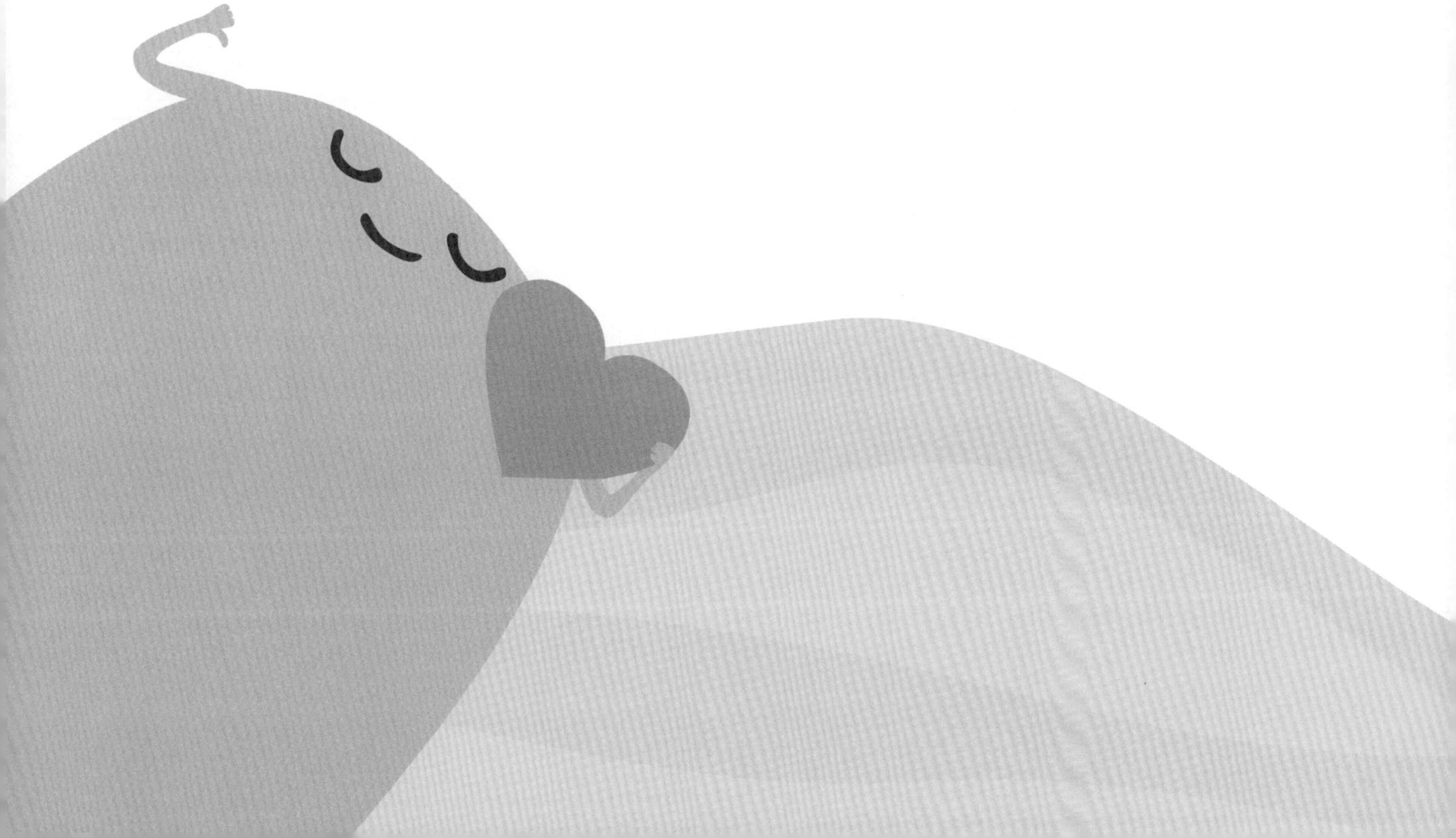

Info- und Arbeitsmaterialien

INFO 1 Ein Brief an die Kinder
In diesem Brief werden die Kinder von den Autorinnen begrüßt und von ihnen eingeladen, die Arbeitsblätter und Übungen zu bearbeiten. Er gibt einen Ausblick auf die Kompetenzen, die während des Therapie-Tools-Bandes erlernt werden.

INFO 2 Selbst-Freundlichkeit und Selbstmitgefühl
Hier finden Sie eine kindgerechte Einleitung für das Konzept von Selbst-Freundlichkeit und Selbstmitgefühl. Die Kinder lernen, dass das, was sie für andere sind und empfinden (Freund:innen, Mitgefühl), auch auf sich selbst übertragen können.

AB 1 »Könnte ich ein wenig Selbstmitgefühl gebrauchen?«
Dieses Quiz können Therapeut:innen verwenden, um die Ausgangssituation des Kindes besser einschätzen zu können. Auch das Kind kann durch die gezielten Fragen nach üblichen Reaktionsmustern lernen, sich selbst zu reflektieren und einzuschätzen.

AB 2 Regenbogenatmung
Dieses Arbeitsblatt bietet eine Anleitung, um Kindern beizubringen, wie sie auf spielerische, fantasiereiche Art und Weise bewusster ihren Atem wahrnehmen können. Zu dieser Übung ist eine Audioaufnahme auf beltz.de verfügbar.

AB 3 Folge dem Regenbogen
Um die vorherige Übung zu vertiefen, bietet dieses Arbeitsblatt einen Regenbogen zum Ausmalen, anhand dessen das Kind dann üben kann, über eine gewisse Zeit einen Atemzug zu vollziehen.

AB 4 Wie kannst du dir selbst ein Freund sein?
Bei diesem Arbeitsblatt wird das Hauptkonzept von Selbstliebe und Selbstmitgefühl kindgerecht erläutert und ihnen mittels Schreibaufgaben nähergebracht.

AB 5 Beruhigende Berührungen
Dieses Arbeitsblatt bietet Vorschläge für verschiedene Arten von Berührungen, die für das Kind eine beruhigende Wirkung haben können und regt zum Ausprobieren an. Zu dieser Übung ist eine Audioaufnahme auf beltz.de verfügbar.

AB 6 Drei Schritte in Richtung Selbstmitgefühl
Dieses Arbeitsblatt bietet drei Tipps, wie man zu mehr Selbstmitgefühl kommen kann und leitet die Kinder an, diese Tipps schriftlich auf das eigene Leben zu beziehen. Die Übung endet mit einem Rätsel, bei dem eine freundliche Nachricht an das Kind entschlüsselt werden soll.

AB 7 Katze-Kuh-Yogaübung
Bei dieser Übung wird das Kind schrittweise zu einer einfachen Yogaübung (Katze-Kuh / Kinderpose) angeleitet, um Spannungen und Stress aus seinem Körper und Geist zu lösen.

AB 8 Ballonatmung
Dieses Arbeitsblatt soll den Kindern eine tiefe Atemübung zeigen, mit der sie sich besser entspannen können. Dabei sollen sie sich ihren Bauch als Ballon vorstellen, um besonders tief in ihren Bauch zu atmen. Zu dieser Übung ist eine Audioaufnahme auf beltz.de verfügbar.

AB 9 Wortsuche mit Herz

In diesem Rätsel finden sich freundliche Worte, die die Kinder bereits im Laufe des Kapitels kennengelernt haben und hier in einer Wortsuche in Herzform finden sollen und diese Begriffe festigen.

AB 10 Der Hier-und-Jetzt-Stein

Für diese Übung benötigt man einen Stein. Dieser Stein soll die Kinder daran erinnern, ein Bewusstsein für den gegenwärtigen Moment zu entwickeln und zu mehr Aufmerksam-Sein anregen.

AB 11 Meine eigene Werkzeugkiste für »Freundlichkeit mir selbst gegenüber erlernen«

Diese Vorlage nennt nochmal jede der Übungen aus dem Kapitel, damit das Kind reflektieren kann, welche es besonders hilfreich fand und nochmal ausprobieren möchte. Dadurch sammelt es Strategien, mit denen es herausfordernde Situationen besser bewältigen kann.

Ein Brief an die Kinder

Liebes Kind,

wir freuen uns sehr, dass du die Übungen in diesem Buch ausprobierst, mit denen es dir leichter fallen wird, dir selbst ein guter Freund oder eine gute Freundin zu sein. Wir möchten, dass Kinder wissen, dass wir alle manchmal starke Gefühle und schwierige Zeiten haben und aufgeben wollen oder völlig aufgelöst sind. Durch die Übungen, Mal- und Bastelanleitungen und Meditationen aus diesem Buch wirst du lernen, dich selbst und andere mit Freundlichkeit zu behandeln. Außerdem wirst du lernen, dich selbst und die Welt um dich herum ganz anders wahrzunehmen. Es wird dir helfen, schwierige Zeiten zu überstehen, indem du dich selbst ermutigst und beruhigst, anstatt gemein zu dir selbst oder anderen zu sein.

Wir laden dich ein, alles in diesem Buch auszuprobieren. Zusätzlich zu den Aktivitäten in diesem Buch sind einige Audioaufnahmen auf beltz.de verfügbar.

Tu so, als hättest du so etwas noch nie gemacht. Sei neugierig! Wenn wir den Dingen eine echte Chance geben, können sie uns manchmal überraschen. Wenn du wirklich neugierig auf etwas bist, weil es dich interessiert, nimm dir die Zeit, es zu erforschen. Das ist das Geheimnis der Achtsamkeit.

Mögest du Freundlichkeit zu deiner Superkraft machen und in dir selbst einen guten Freund oder eine gute Freundin finden!

Lorraine und Amy

Selbst-Freundlichkeit und Selbstmitgefühl

Ist dir schon einmal aufgefallen, dass du jemandem, der dir wichtig ist, unbedingt helfen möchtest? Du fragst zum Beispiel, ob alles in Ordnung ist, oder du holst Hilfe. Wenn du jemandem in Not helfen willst, zeigst du Mitgefühl und verhältst dich wie ein Freund oder eine Freundin. Mitgefühl ist etwas, das jeder braucht – auch du. Jeder hat schwierige Momente in seinem Leben und unsere Gefühle können verletzt werden, wenn jemand etwas Gemeines sagt oder tut.

Weißt du auch, dass du dir selbst genauso gut ein guter Freund oder eine gute Freundin sein kannst wie anderen? In diesem Buch lernst du, dich um dich selbst zu kümmern, wenn du es am meisten brauchst. Das nennt man Selbstmitgefühl: Es ist, als ob du dich in eine warme Decke hüllst oder von jemandem, den du lieb hast, umarmt wirst. Das Tolle am Selbstmitgefühl ist, dass es immer für dich da ist, du musst es dir nicht verdienen oder darum kämpfen. Es ist wie ein Freund, der dich motiviert, dein Bestes zu geben, und wenn du versagst, hilft es dir, weiterzumachen.

»Könnte ich ein wenig Selbstmitgefühl gebrauchen?«

Bevor du lernst, dir selbst ein guter Freund zu sein, finde heraus, wie viel Selbstmitgefühl du dir selbst bereits gibst. Bitte kreuze die Antworten an, die dich am besten beschreiben.

Wenn ich an etwas scheitere,

- ☐ (a) probiere ich es einfach noch einmal.
- ☐ (b) gebe ich sofort auf.
- ☐ (c) fange ich an zu weinen oder ich werde wütend und fange an zu schreien.

Wenn mir etwas Schlimmes passiert,

- ☐ (a) spreche ich mit jemandem, der mich versteht.
- ☐ (b) fühle ich mich alleine oder schlecht.
- ☐ (c) gebe ich anderen die Schuld.

Wenn jemand gemein zu mir ist,

- ☐ (a) mache ich etwas Beruhigendes und Schönes, wie z. B. Musik hören, um mich besser zu fühlen.
- ☐ (b) sage ich gemeine Sachen zu mir selbst oder kritisiere mich.
- ☐ (c) sage ich gemeine Sachen zu der Person und versuche, es ihr heimzuzahlen.

Wenn ich Angst habe, mit jemandem zu reden,

- ☐ (a) versuche ich, mich selbst zu ermutigen.
- ☐ (b) ziehe ich mich zurück und versuche, der Person aus dem Weg zu gehen.
- ☐ (c) tue ich so, als wäre mir die Person egal.

 © Hobbs • Balentine, Therapie-Tools Selbstmitgefühl für Kinder. Beltz, 2024

»Könnte ich ein wenig Selbstmitgefühl gebrauchen?«

Wenn ich mich in einer schwierigen Situation befinde,

☐ (a) atme ich ein paar Mal tief ein, um mich zu beruhigen.

☐ (b) versuche ich der Situation zu entkommen, oder mir wird so schlecht, dass ich gar nichts mehr tun kann.

☐ (c) versage ich absichtlich.

Wenn ich mich mit anderen vergleiche,

☐ (a) erkenne ich, dass wir es alle nicht immer leicht haben.

☐ (b) denke ich, dass ich nicht gut genug bin.

☐ (c) mache ich andere nieder.

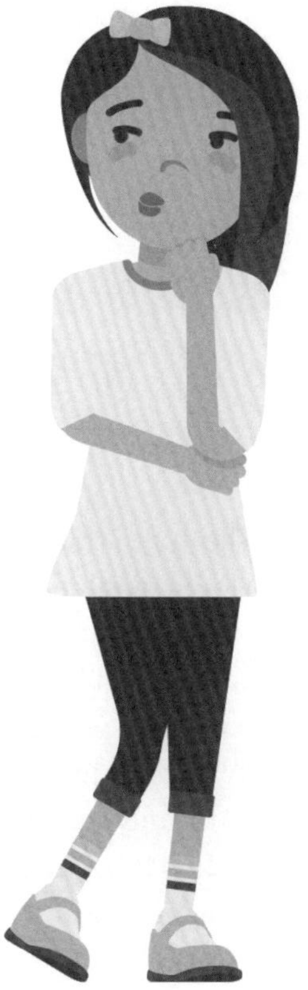

Errätst du, welche Antworten Beispiele für Selbstmitgefühl sind? Wenn du denkst, dass es die Antworten unter (a) sind, hast du Recht. Vielleicht hast du ein paar davon angekreuzt. Die Antworten (b) und (c) sind Reaktionen, die Kinder häufig zeigen, wenn sie mit herausfordernden Situationen konfrontiert sind. Was auch immer du angekreuzt hast, dieses Buch wird dir einige tolle Werkzeuge an die Hand geben, die dir helfen, mit Schwierigkeiten und starken Gefühlen umzugehen, und freundlich zu dir selbst zu sein.

Und nun beginnst du deine eigene Reise, indem du lernst, Freundlichkeit zu atmen.

Regenbogenatmung

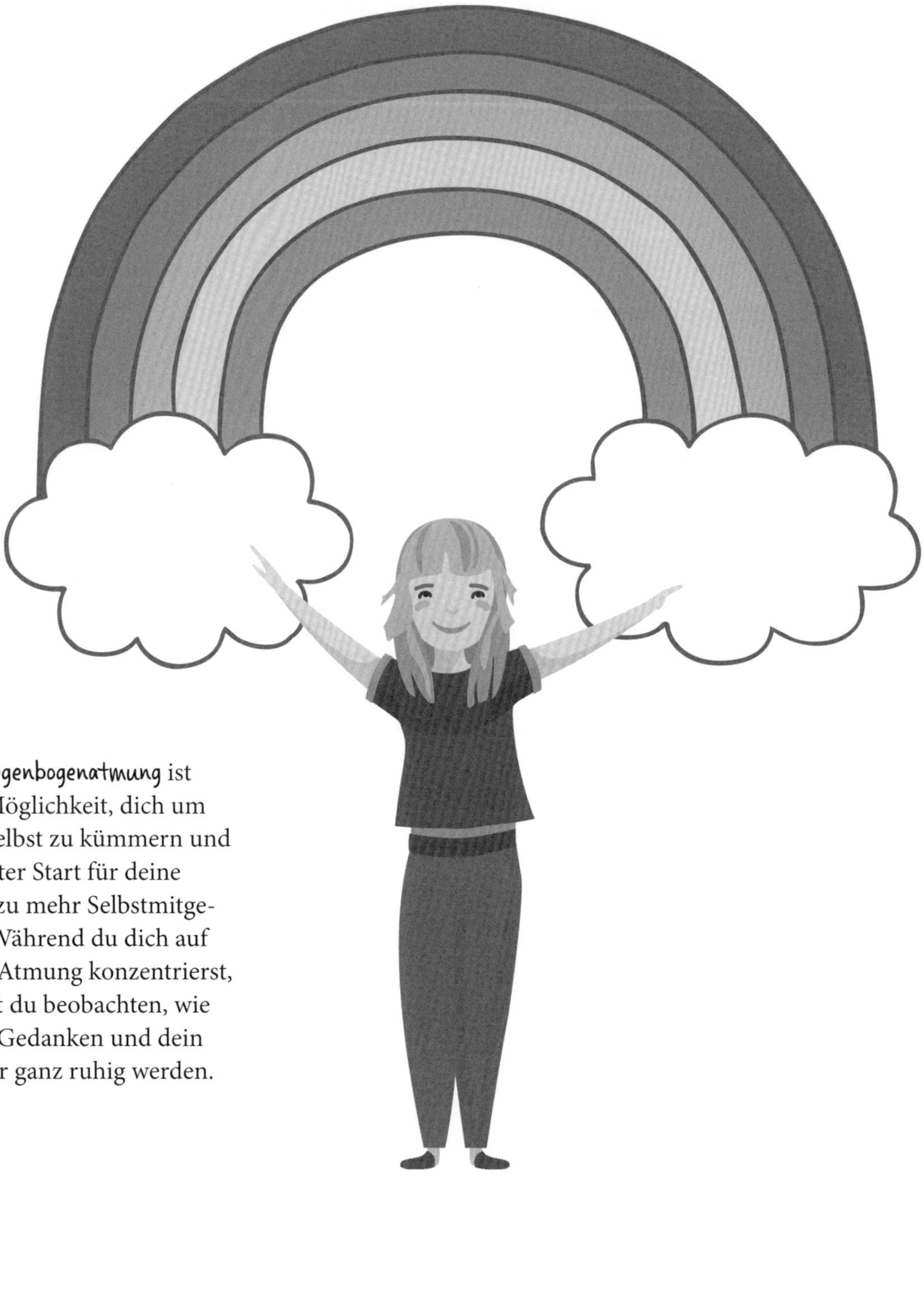

Die **Regenbogenatmung** ist eine Möglichkeit, dich um dich selbst zu kümmern und ein guter Start für deine Reise zu mehr Selbstmitgefühl. Während du dich auf deine Atmung konzentrierst, kannst du beobachten, wie deine Gedanken und dein Körper ganz ruhig werden.

© Hobbs • Balentine, Therapie-Tools Selbstmitgefühl für Kinder. Beltz, 2024

Regenbogenatmung

Diese Übung konzentriert sich auf die Atmung, während du die Farben des Regenbogens in den Himmel und auf die Erde malst. Stelle dich hüftbreit auf den Boden, lasse deine Arme an deinen Seiten hängen und drehe die Handflächen nach vorne.

(1) Stell dir vor, wie sich die Farben des Regenbogens über die Fingerspitzen deiner beiden Hände ausbreiten.

(2) Während du einatmest, hebe deine Arme zum Himmel und färbe den Himmel mit den Farben des Regenbogens.

(3) Hebe deine Arme über deinen Kopf, drehe die Handflächen nach vorne und senke die Arme beim Ausatmen wieder und bringe damit die Farben des Regenbogens wieder zurück auf die Erde und in dein Herz.

(4) Wiederhole das Ganze dreimal: einatmen, ausatmen und dabei mit dem Kopf den Himmel malen.

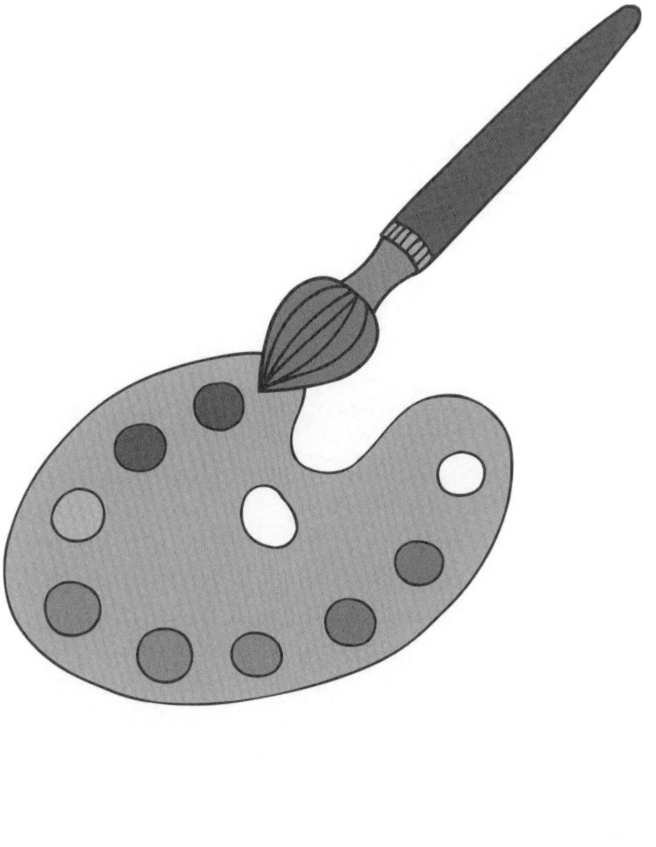

AB 3 • K

Folge dem Regenbogen

Hier lernst du eine weitere Möglichkeit kennen, dich zu beruhigen, dafür musst du dich an den Tisch setzen.

Male zuerst jeden Bogen des Regenbogens mit einer anderen Farbe deiner Wahl aus.

Dann, fahre jede Farbe mit deinem Finger nach, folge beim Einatmen dem nach oben zeigenden Pfeil. Dann, wenn du ausatmest, bewege deinen Finger über den Regenbogen in Richtung des nach unten zeigenden Pfeils. Das wiederholst du bei jeder einzelnen Farbe. Das Ein- und Ausatmen hilft dir, zur Ruhe zu kommen.

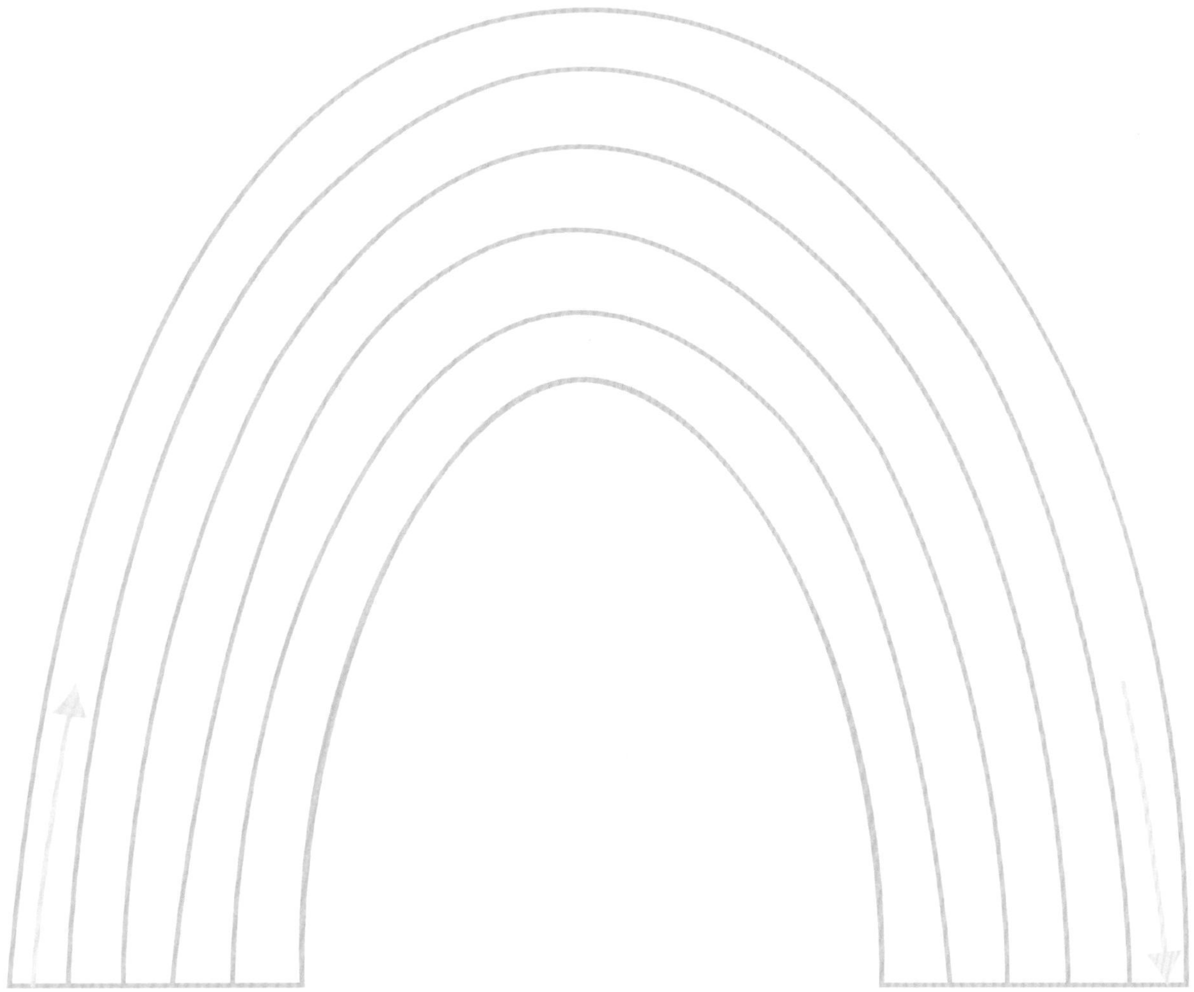

Wie kannst du dir selbst ein Freund sein?

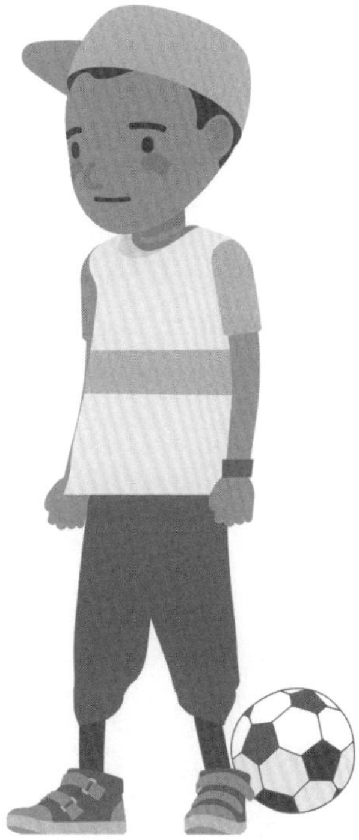

Nun nimm dir ein bisschen Zeit, um mehr darüber zu lernen, wie du dir selbst ein guter Freund sein kannst.

Wähle für diese Übung eine Situation von dieser Liste aus:

- Deine Freundin ist nicht zur Geburtstagsparty eingeladen.
- Dein Freund wird nicht in die Sportmannschaft aufgenommen, in der er mitspielen möchte.
- Deine Freundin hat Ärger in der Schule.
- Dein Freund ist bei einem Test durchgefallen.
- Deine Freundin wurde ausgeschlossen und hat ihre Mittagspause alleine verbracht.

Schließe deine Augen und überlege, was du tun könntest, um deinem Freund Freundlichkeit entgegenzubringen, weil ihm das passiert ist. Schreibe auf, was du ihm sagen könntest. Schreibe auf, was du tun könntest, um ihn aufzumuntern.

....

....

....

....

....

....

....

....

....

....

....

....

Wie kannst du dir selbst ein Freund sein?

Schließe jetzt die Augen und überlege, wie du mit dir selbst umgehen würdest, wenn dir das passieren würde.

Schreibe dann in die Sprechblase, was du dir selbst sagen würdest oder wie du mit dir selbst umgehen würdest.

Was wäre, wenn wir mit uns selbst genauso freundlich und sanft umgehen würden, wenn Dinge schiefgehen, wie mit unseren Freunden und Freundinnen und unserer Familie? Das ist Selbstmitgefühl – lernen, auch zu sich selbst freundlich und sanft zu sein.

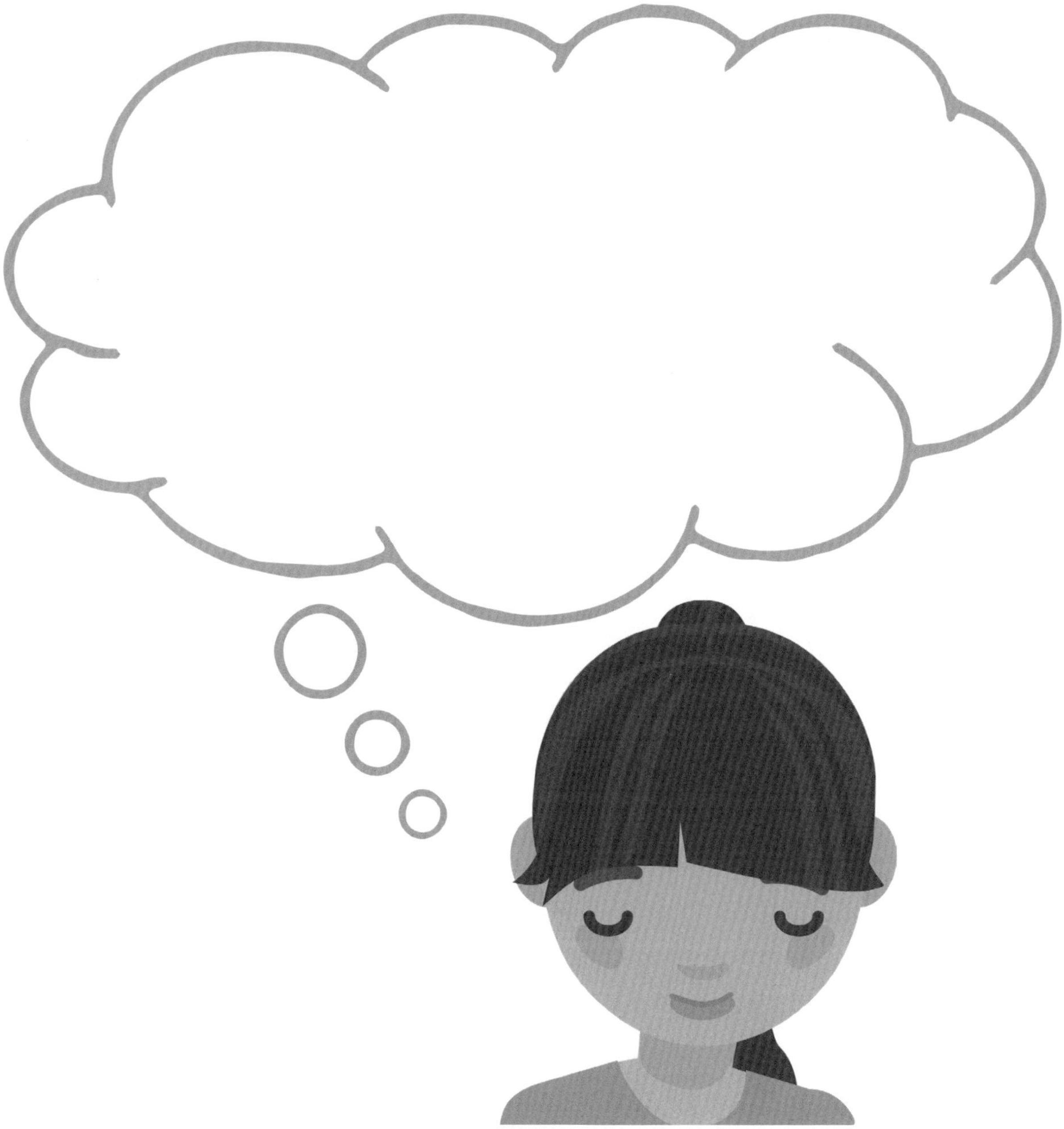

 © Hobbs • Balentine, Therapie-Tools Selbstmitgefühl für Kinder. Beltz, 2024

Beruhigende Berührungen

Wenn du dir selbst freundliche und beruhigende Berührungen gibst, arbeiten dein Gehirn und dein Körper zusammen, um dich zu trösten. Du kannst verschiedene Möglichkeiten ausprobieren, mit beruhigenden Berührungen für dich zu sorgen. **Schau, ob du die Freundlichkeit mit jeder beruhigenden Berührung spürst.**

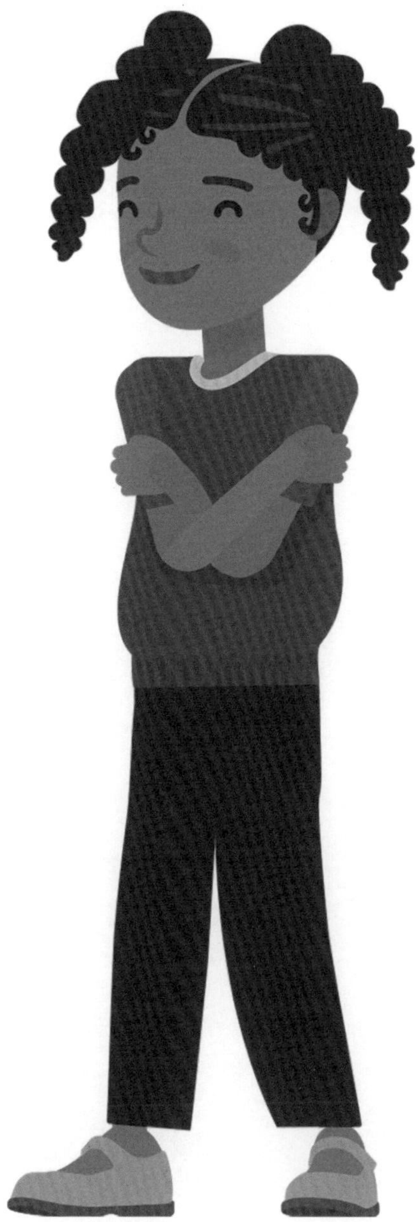

- Deine Hände langsam aneinander reiben.
- Eine oder beide Hände an deine Wange(n) legen.
- Deine Arme um dich legen und dir selbst eine sanfte Umarmung oder einen kleinen Drücker geben.
- Eine oder beide Hände auf dein Herz legen.
- Eine Hand auf deinen Bauch legen.
- Eine Hand auf deinen Bauch legen und die andere auf dein Herz.
- Deine Mama, deinen Papa oder eine andere Bezugsperson bitten, dich zu umarmen.
- Deine Handflächen aneinander drücken.

© Hobbs • Balentine, Therapie-Tools Selbstmitgefühl für Kinder. Beltz, 2024

Beruhigende Berührungen

Jetzt wo du diese Wege probierst hast, um dich zu beruhigen, schreibe auf, **welche deine liebsten waren und versuche dich auf diese Weise zu beruhigen, wenn du das brauchst.** Vielleicht hast du aber auch schon deinen eigenen Weg gefunden, der ganz anders ist als die Vorschläge hier. Auch das ist in Ordnung.

© Hobbs • Balentine, Therapie-Tools Selbstmitgefühl für Kinder. Beltz, 2024

Drei Schritte in Richtung Selbstmitgefühl

Hier sind drei einfache Schritte, die dir auf deinem Weg helfen sollen, dir selbst ein besserer Freund zu werden – besonders in schwierigen Situationen.

Schritt 1: Sei aufmerksam. Wenn du darauf achtest, wie es dir in einer bestimmten Situation geht, kannst du herausfinden, ob du gerade eine schwierige Zeit durchlebst. Notiere eine solche Situation, in der es dir nicht gut ging. Vielleicht hast du eine schlechte Note bekommen, jemand war gemein zu dir oder du hast dich ausgeschlossen gefühlt.

....

....

....

....

....

Schritt 2: Sei freundlich zu dir selbst. Freundlich zu dir selbst zu sein bedeutet, dich selbst wie einen guten Freund oder eine gute Freundin zu behandeln, indem du dir zum Beispiel das gibst, was dich besser fühlen lässt. Wie kümmerst du dich normalerweise um dich selbst? Was tust du, um dich besser zu fühlen? Frage deine Mama nach einer Umarmung, streichle deinen Hund, geh in dein Zimmer, um dich hinzulegen und dein Lieblingskissen zu umarmen. Schreibe auf, was du tust, um für dich zu sorgen.

....

....

....

....

Drei Schritte in Richtung Selbstmitgefühl

Schritt 3: Denk daran, dass du nicht allein bist. Du bist nicht das einzige Kind, dem es schlecht geht. Alle Kinder fühlen sich manchmal allein und haben schwierige Momente. Das ist etwas, was alle Kinder und alle Menschen gemeinsam haben. **Notiere dir ein oder zwei Menschen, die dich daran erinnern, dass du nicht allein bist.**

....

....

....

....

Verwandle mithilfe der Tabelle unten die Zahlen in Buchstaben und entdecke ein paar freundliche Worte, die für dich bestimmt sind.

Entschlüsselungstabelle:

A	B	C	D	E	F	G	H	I	J	K	L	M	N	O
1	2	3	4	5	6	7	8	9	10	11	12	13	14	15

P	Q	R	S	T	U	V	W	X	Y	Z	Ä	Ö	Ü
16	17	18	19	20	21	22	23	24	25	26	27	28	29

Eine Nachricht an dich:

_ _ _ _ _ _ _ _ _   _ _ _ _ _ _ _   _ _ _   _ _ _

13 9 20 7 5 6 29 8 12   2 5 7 9 14 14 20   2 5 9   13 9 18

Überprüfe deine Antwort unten auf der Seite.

Die nächste Übung baut die Fähigkeit aus, dich um dich selbst zu kümmern, wenn du starke Gefühle hast.

Entschlüsselte Nachricht: Mitgefühl beginnt bei mir

 © Hobbs • Balentine, Therapie-Tools Selbstmitgefühl für Kinder. Beltz, 2024

Katze-Kuh-Yogaübung

Die Wirbelsäule zu dehnen, wie Tiere das tun, wenn sie gerade von einem Schläfchen erwachen, kann dich flexibler machen. Es ist auch eine lustige Möglichkeit, etwas für dich zu tun und Verspannungen oder Stress aus deinem Körper zu verbannen. Die Übung kann dir helfen, deine Gedanken und deinen Körper zu entspannen und dich wieder fokussieren zu können. Probiere es einmal aus.

(1) Beginne mit deinen Händen und Knien auf dem Boden (oder benutze eine Yogamatte).

(2) Spreize deine Finger, um dein Gleichgewicht zu halten.

(3) Überprüfe, dass deine Schultern und Ellenbogen direkt über deinen Händen sind und sich deine Hüften direkt über deinen Knien befinden.

(4) Mache deinen Rücken ganz gerade, als wäre er eine Tischplatte.

(5) Atme ein, schaue zur Decke und lasse deinen Bauchnabel in Richtung Boden fallen.

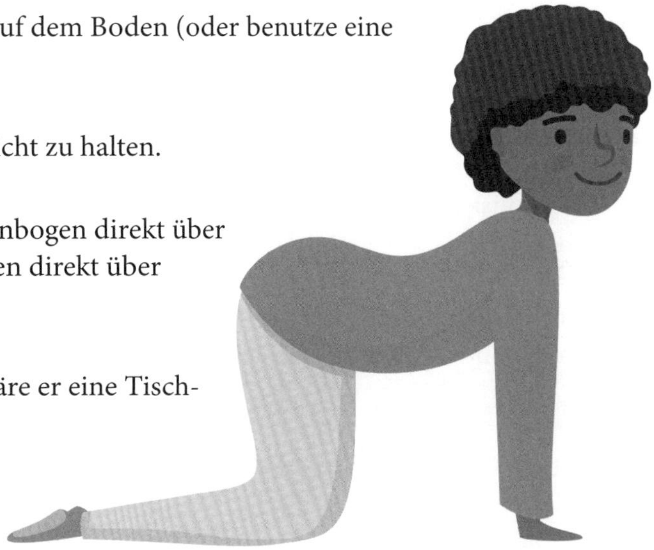

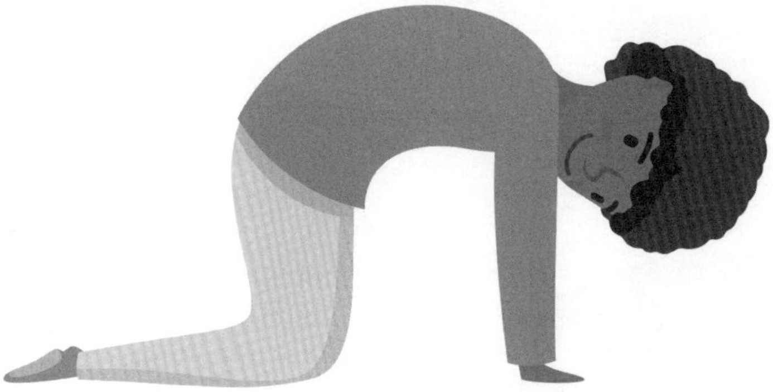

(6) Atme aus, lasse sanft deinen Kopf sinken und ziehe deinen Bauchnabel in Richtung deiner Wirbelsäule, während du deinen Rücken rund machst.

(7) Wiederhole das drei bis fünf Mal und bewege dabei deinen Bauch im Rhythmus deiner Atmung nach oben und unten.

(8) Zum Schluss atme noch einmal tief ein und mache deinen Rücken gerade wie eine Tischplatte.

Katze-Kuh-Yogaübung

Als nächstes gehts zur Kinderpose:

(9) Von der letzten Position aus, bringe dein Steißbein und deine Hüften in Richtung deiner Fersen, die Zehen zeigen dabei hinter dich.

(10) Strecke deine Arme nach vorne und lege deine Stirn auf dem Boden ab.

(11) Nach ein paar Atemzügen, lege deine Arme und Hände neben deinen Füßen ab.

(12) Entspanne dich in dieser Pose für ein paar sanfte Atemzüge und spüre dieselbe kraftvolle Stille, die alle Tiere spüren, nachdem sie ihre Wirbelsäule gedehnt haben.

Die Kinderpose hilft dir, zur Ruhe zu kommen, regt die Verdauung an und verlangsamt deinen Herzschlag.

Atmen ist etwas, das immer passiert, auch wenn du nicht darauf achtest. Dein Körper weiß, wie er atmen muss und es ist ein einfacher Weg, dir Freundlichkeit zu zeigen, wenn du darauf achtest.

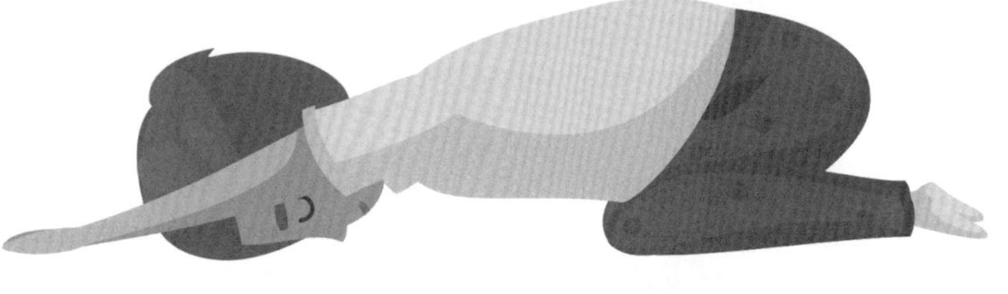

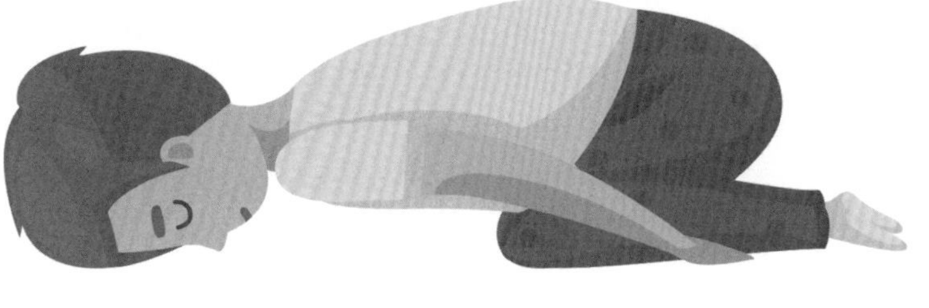

AB 8 • K

Ballonatmung

Jetzt machen wir uns bereit für eine Atemübung. Lege dich auf den Rücken, mit den Armen an deinen Seiten oder auf deinem Bauch. Wenn es für dich angenehm ist, schließe deine Augen oder schaue in Richtung deiner Zehen.

(1) Lass deinen Atem kommen und gehen auf eine leichte, angenehme Weise.

(2) Halte nun eine Hand unter deine Nase. Spüre die warme Luft auf deiner Hand, während du ausatmest.

(3) Bewege deine Hand von der Nase zur Brust. Spüre, wie sich deine Brust beim Ein- und Ausatmen hebt und senkt.

(4) Bewege deine Hand zu deinem Bauch und spüre, wie der Atem deinen Bauch füllt, so wie einen Luftballon, der aufgeblasen wird. Wenn du möchtest, kannst du deinen Ballon beim Einatmen gedanklich mit deiner Lieblingsfarbe füllen.

(5) Wenn du ausatmest, achte darauf, wie dein Bauch ganz flach wird – wie ein Ballon ohne Luft.

(6) Schau, ob du bemerkst, wie dich das Atmen beruhigt und entspannt.

(7) Bleibe nun mit deiner Aufmerksamkeit bei deinem sich hebenden und senkenden Bauch. Zähle jedes Mal mit, wenn du ausatmest.

(8) Nun lass die Meditation gedanklich los und entspanne dich einfach in deinem Körper, lass die Dinge einfach mal so sein, wie sie sind.

Wenn du bereit bist, öffne deine Augen und richte dich auf.

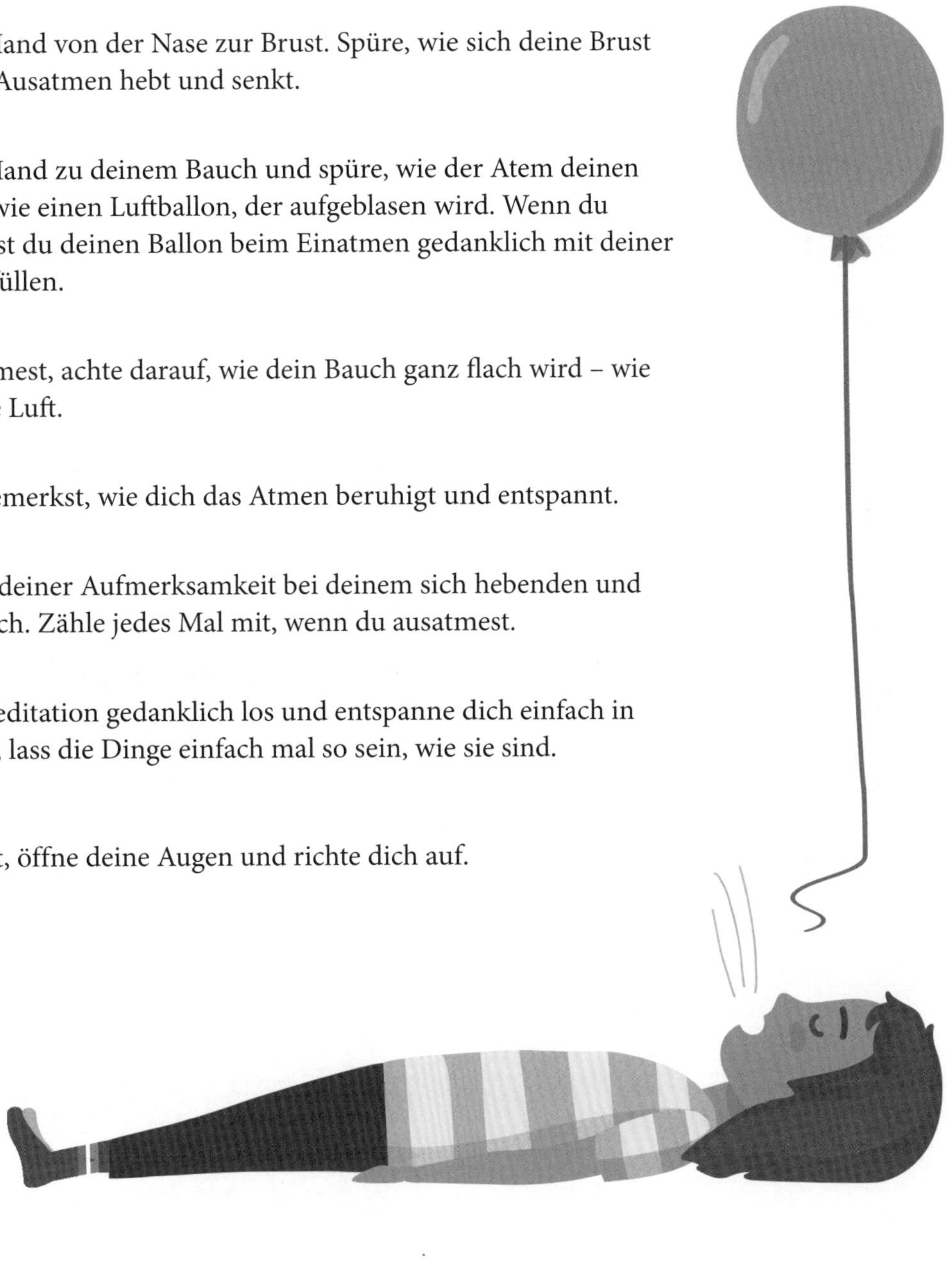

Wortsuche mit Herz

Finde diese gütigen Worte in der Wörtersuche unten, um dich daran zu erinnern, was du bereits gelernt hast: Kraft, atmen, Freund, Freundlichkeit, beruhigen, zusammen, kümmern, Komfort, Regenbogen, Umarmung, Herz, Sinne, Mitgefühl.

KRAFT
ATMEN
FREUND
FREUNDLICHKEIT
BERUHIGEN
ZUSAMMEN
KÜMMERN
KOMFORT
REGENBOGEN
UMARMUNG
HERZ
SINNE
MITGEFÜHL

F Q K   M O G
S I N N E I   B U T L R N
V J H E R Z J   U A T M E N R
Z U S A M M E N G K Ü M M E R N
W R E G E N B O G E N E H T O W
N K O M F O R T F P H V C A X P
M I T G E F Ü H L N K R A F T O
F R E U N D L I C H K E I T P
M B E R U H I G E N I K L
I U M A R M U N G T J
Z T F R E U N D V
B T U R Q D F
M T A Y V
A Z P
G

© Hobbs • Balentine, Therapie-Tools Selbstmitgefühl für Kinder. Beltz, 2024

Der Hier-und-Jetzt-Stein

Bisher hast du gelernt, was die Freundlichkeit zu dir selbst und Selbstmitgefühl sind. Hier ist eine weitere einfache Übung, die du machen kannst, um deine Aufmerksamkeit zu fokussieren und deine Gedanken und deinen Körper zu beruhigen. Aber zuerst musst du einen kleinen Stein finden, der in deine Handfläche passt. Wähle einen Stein, der dir gefällt, vielleicht wegen seiner Form, seiner Farbe oder wegen etwas anderem, das ihn besonders macht.

Wie oft achten wir auf die Steine, über die wir jeden Tag laufen? Bei dieser Aktivität wirst du deine Sinne einsetzen, um jede Rundung deines Steins zu erforschen. Es kann sein, dass du ihn abwaschen musst, bevor du beginnst, also mach das jetzt, wenn du möchtest.

Beginne damit, deine Aufmerksamkeit auf diesen Stein zu lenken, indem du deinen Sehsinn nutzt. Nimm die Glätte, die gezackten Kanten, die Farben oder Muster und alle anderen besonderen Eigenschaften deines Steins wahr.

Schließe nun die Augen und erkunde den Stein mit deinem Tastsinn. Lege zunächst deine Hand um den Stein und drücke ihn zusammen. Ist er hart oder weich? Ist er rau oder glatt? Hat er Rillen, ist er rund oder flach? Wie ist die Temperatur des Steins, warm oder kühl? Vielleicht möchtest du deinen Stein in der Nähe behalten, um dich daran zu erinnern, deine fünf Sinne zu benutzen.

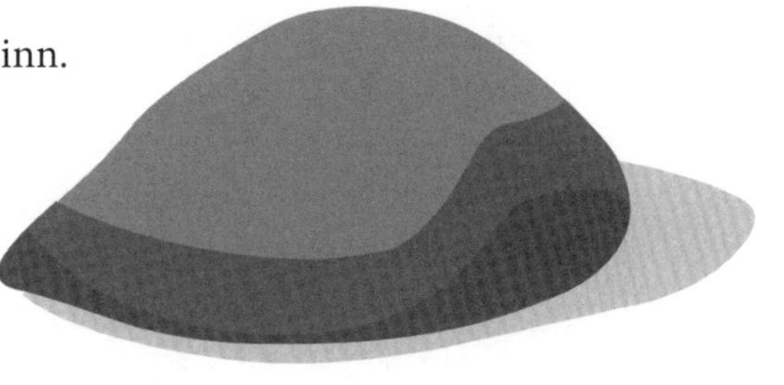

Notiere dir, was du durch deinen Sehsinn und deinen Tastsinn gelernt hast:

....

....

....

....

....

....

....

....

....

Der Hier-und-Jetzt-Stein

Spürst du Ruhe und Stille in deinen Gedanken und deinem Körper, wenn du auf diese Weise achtsam bist?

Kreuze an: ☐ JA ☐ NEIN

Manche Steine könnten so alt sein wie die Erde selbst. Du kannst dir einen Moment nehmen, um wertzuschätzen, wie lange dein Stein schon da ist.

Jetzt, wo du neugierig warst, was deinen Stein angeht, kannst du ihn für einen Moment beiseite legen und ihn in dem freien Feld unten so detailliert nachzeichnen, wie du dich erinnern kannst. Wenn du mit dem Zeichnen fertig bist, nimm deinen Stein wieder heraus und sieh nach, an wie viele Details du dich erinnern konntest.

Wenn du diese Übung als beruhigend erlebt hast, lege deinen Stein an einen Ort, wo du ihn leicht wiederfinden kannst oder trage ihn immer bei dir, damit du ihn bei dir hast, wenn du ihn brauchst. Du kannst diese Übung zu jeder Zeit, überall und auch ganz alleine durchführen.

© Hobbs • Balentine, Therapie-Tools Selbstmitgefühl für Kinder. Beltz, 2024

Meine eigene Werkzeugkiste für »Freundlichkeit mir selbst gegenüber erlernen«

Jetzt, wo du gelernt hast, was Selbst-Freundlichkeit und Selbstmitgefühl sind, kannst du dir überlegen, auf welche Art und Weise du dir selbst ein Freund sein möchtest. Vielleicht besonders in den Momenten, in denen du einer Herausforderung gegenüberstehst.

Kreuze die Übungen an, die du bereits gelernt hast und nochmal ausprobieren möchtest.

- ☐ Könnte ich ein wenig Selbstmitgefühl gebrauchen?
- ☐ Regenbogenatmung
- ☐ Folge dem Regenbogen
- ☐ Wie kannst du dir selbst ein Freund sein?
- ☐ Beruhigende Berührungen
- ☐ Drei Schritte in Richtung Selbstmitgefühl
- ☐ Katze-Kuh-Yogaübung
- ☐ Ballonatmung
- ☐ Wortsuche mit Herz
- ☐ Der Hier-und-Jetzt-Stein

TEILEN HEISST, SICH ZU KÜMMERN

Welche Übungen oder Ideen über Selbstmitgefühl würdest du gerne mit einem Freund oder einer Freundin teilen? Schreibe den Namen eines Freundes oder einer Freundin und eine Übung oder Idee auf, die du gerne mit ihm oder ihr teilen möchtest.

Der Name deines Freundes/deiner Freundin: ....

Was würdest du gerne mit ihm/ihr teilen? ....

....

....

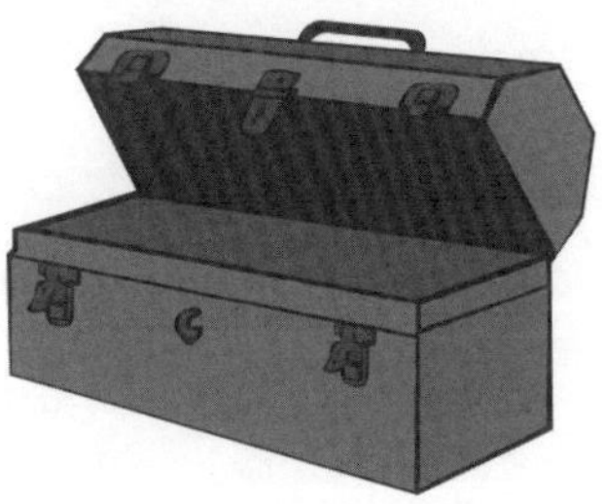

2 Aufmerksam sein auf eine neue Weise

Achtsamkeit ist auch für Kinder eine wertvolle Strategie, um gesunde Verhaltensweisen zu etablieren. Dieses Kapitel führt die Kinder an das Konzept der Achtsamkeit heran. Dafür haben die Autorinnen Arbeitsblätter und Übungen zusammengestellt, um ihnen zu zeigen, wie sie ihre Aufmerksamkeit fokussieren können, um im gegenwärtigen Moment präsent zu sein.

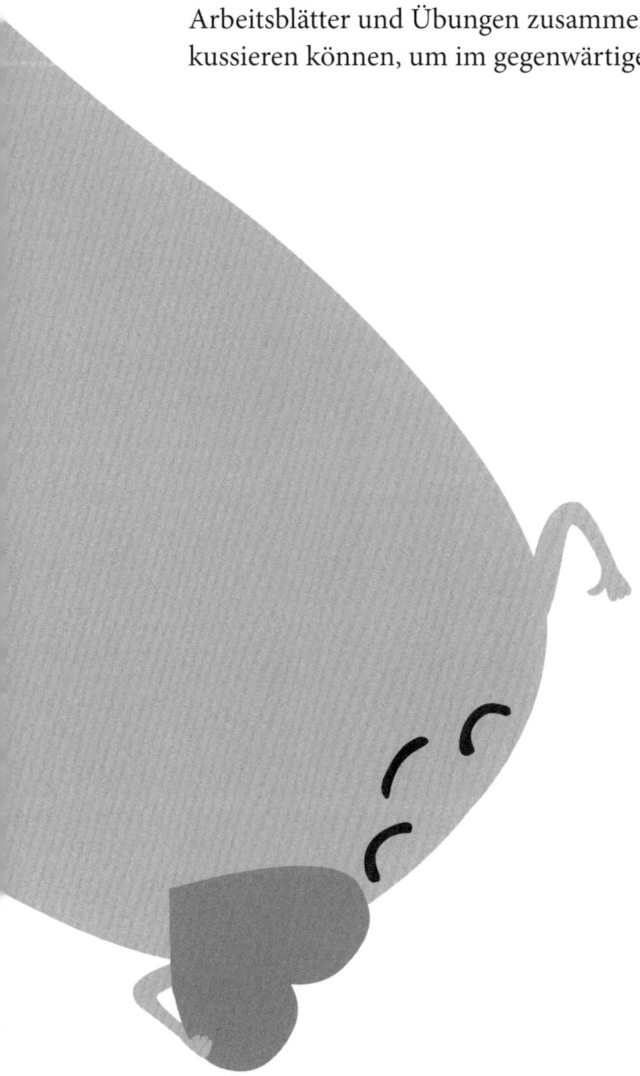

Informations- und Arbeitsmaterialien

INFO 3 Achtsamkeit
Dieses einführende Informationsmaterial erklärt den Kindern, wie sie Achtsamkeit leben können und wobei sie ihnen helfen kann, um zum Beispiel ihre Aufmerksamkeit zu fokussieren.

AB 12 Schnitzeljagd der Geräusche
Bei dieser Übung können Sie das Kind anleiten, die eigene Aufmerksamkeit zu fokussieren, indem es den Gehörsinn einsetzt und die Geräusche anschließend reflektiert und notiert.

AB 13 Mit all deinen Sinnen essen
Bei dieser Übung können Sie das Kind zu einer Fantasiereise anleiten, in der es das Essen mit allen fünf Sinnen als Außerirdische:r auf der Erde nacherlebt und so sein Bewusstsein stärkt.

AB 14 Stiller Zombiegang
Auch diese Übung hat den Zweck den »Bewusstseinsmuskel« des Kindes zu stärken, indem es auf eine neue Art laufen lernen soll. Danach können Sie das Kind mit Hilfe des Arbeitsblattes zur Reflexion anregen.

AB 15 Wer hat den Welpen rausgelassen?
Mit diesem Konzept können Sie dem Kind bewusst machen, dass es normal ist, dass sich Kinder oft schwer konzentrieren können.

AB 16 Welpen-Gehirn-Glas
Dieses Arbeitsblatt leitet ein Experiment an, in dem das Kind veranschaulicht bekommt, was es bedeutet, ein unfokussiertes oder ein fokussiertes Gehirn zu haben.

AB 17 Dein Welpen-Gehirn trainieren
Hier können Sie das Kind ganz einfach und spielerisch dazu anleiten, seine Aufmerksamkeit auf eine Sache zu fokussieren – und alles was es dazu braucht, sind seine eigenen Hände. Danach können Sie das Kind dazu anregen, zu reflektieren, ob diese Übung etwas bewirkt hat.

AB 18 Auf der Suche mit einem fokussierten Welpen-Gehirn
Die Kinder sollen auf einem Bild nach den dort versteckten Achtsamkeitsbegriffen suchen und dabei lernen, sich auf eine Sache zu konzentrieren und nicht abzuschweifen.

AB 19 Eine Erinnerung ans Atmen
Ein besonderes Gedicht erinnert die Kinder daran, bewusst zu atmen.

AB 20 Gütige Körperbetrachtung
Mit dieser Übung können Sie die Kinder anleiten, sich den Empfindungen und Wahrnehmungen in ihren Körpern bewusst zu werden. Zu dieser Übung ist eine Audioaufnahme auf beltz.de verfügbar.

AB 21 Meine eigene Werkzeugkiste für »Aufmerksam sein auf eine neue Weise«
Diese Vorlage listet noch einmal alle Übungen aus diesem Kapitel auf, damit das Kind reflektieren kann, welche es als besonders hilfreich empfand und erneut ausprobieren möchte. Hierdurch kann das Kind Strategien sammeln, um herausfordernde Situationen besser bewältigen zu können.

Achtsamkeit

Ist dir schon einmal aufgefallen, dass deine Gedanken so sehr hin und her springen, dass es dir schwerfällt, dich zu konzentrieren? Achtsamkeit bedeutet, den gegenwärtigen Moment bewusst wahrzunehmen und auch das, was um dich herum oder in deinem Körper passiert. Achtsamkeit kann dich lehren, neugierig und interessiert im Hier und Jetzt zu sein, anstatt von Tagträumen oder Zukunftssorgen abgelenkt zu werden. Durch Achtsamkeitsübungen kannst du deinen Achtsamkeitsmuskel trainieren, der dir hilft, mit dem gegenwärtigen Moment verbunden zu bleiben. Du kannst dir zum Beispiel vornehmen, das Essen eines Apfels bewusst mit allen fünf Sinnen zu erleben. Wenn du deinen Geschmackssinn, Tast- oder Hörsinn beim Essen einsetzt, erlebst du vielleicht viel bewusster, was es bedeutet, einen Apfel zu essen, und genießt ihn vielleicht noch mehr. Je mehr du deine Achtsamkeit trainierst, desto leichter wird es dir fallen, deine Aufmerksamkeit zu fokussieren. Sobald du deine Aufmerksamkeit fokussieren kannst, kannst du auch lernen, wie du deine Gedanken und deinen Körper beruhigen kannst. Durch viele spaßige und spannende Übungen kann man den eigenen »Bewusstseinsmuskel« stärken. Eine Möglichkeit, wie du deinen »Bewusstseinsmuskel« trainieren kannst, ist durch deinen Hörsinn. Das heißt, du kannst durch deinen Hörsinn lernen, Geräusche bewusst wahrzunehmen. Das ist eine tolle Möglichkeit dein Gehirn zu trainieren und dich darauf zu fokussieren, was im gegenwärtigen Moment geschieht.

© Hobbs • Balentine, Therapie-Tools Selbstmitgefühl für Kinder. Beltz, 2024

Schnitzeljagd der Geräusche

Suche dir einen Raum oder einen Platz im Freien, an dem du sein kannst – aber bitte frage vorher deine Erziehungsberechtigten um Erlaubnis. Wenn du einen guten Ort gefunden hast, setze dich hin und warte still auf die Geräusche, die zu dir dringen werden. Ein guter Geräusche-Jäger kann alle möglichen Geräusche entdecken, also spitze deine Ohren.

Notiere nun auf diesem Blatt, welche Geräusche du wahrgenommen hast:

Schnitzeljagd der Geräusche – Notizheft

Das am weitesten entfernte Geräusch, das du gehört hast:

Ein lautes Geräusch:

Ein leises Geräusch:

Das Geräusch, das am längsten gedauert hat:

Ein Geräusch, das du gerne gehört hast:

Ein Geräusch aus deinem Körper:

AB 13 • **K**

Mit all deinen Sinnen essen

Bei dieser Übung kannst du deine Fantasie benutzen und so tun, als kämst du von einem anderen Planeten und hättest noch nie irdisches Essen probiert. Auch Außerirdische müssen schließlich essen. Suche dir etwas aus, das dir schmeckt. Nimm zum Beispiel ein Stück Schokolade oder etwas Obst und erlebe es mit all deinen Sinnen, um mehr über dieses unbekannte Essen von der Erde zu erfahren. Denk daran: Du bist neu auf der Welt und hast dieses Lebensmittel noch nie gesehen.

Etwas mit allen Sinnen wahrzunehmen ist eine tolle Möglichkeit, deine Achtsamkeit zu trainieren.

Was du dafür brauchst: ein Stück Obst oder Schokolade.

Anleitung

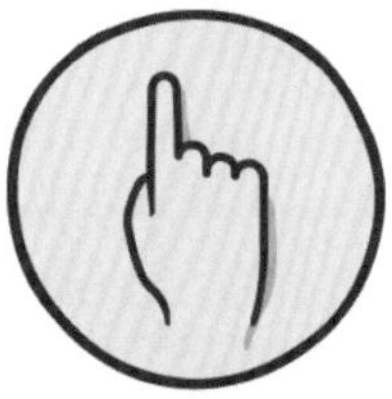

(1) Nimm dieses irdische Essen in deine Hand und schließe deine Augen. Benutze deine Finger, um es *zu ertasten und zu befühlen*. Achte auf die Form des Lebensmittels. Nimm die Textur wahr, um herauszufinden, ob es glatt oder uneben ist.

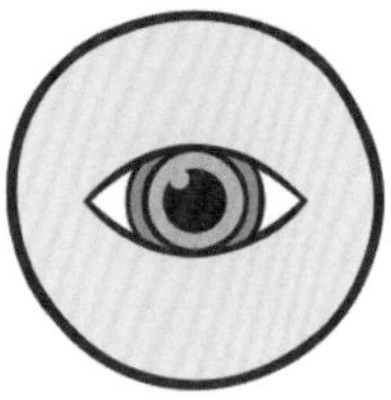

(2) Nutze deine Augen, um es wirklich zu *sehen*. Achte auf die Farben dieses irdischen Essens, nimm die Größe und Form wahr.

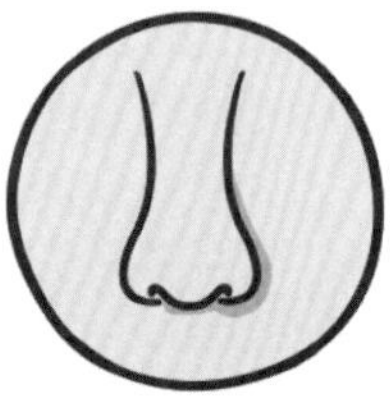

(3) Nutze deine Nase, um es zu *riechen*. Achte darauf, ob es süß riecht. Nimm wahr, ob es einen starken Geruch hat oder vielleicht auch gar keinen.

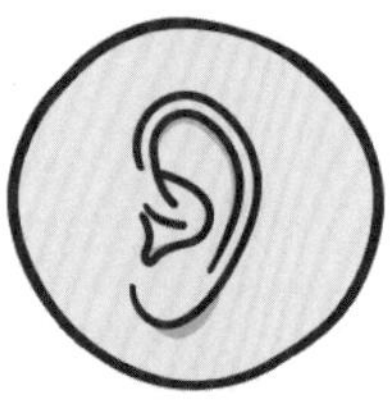

(4) Nutze deine Ohren, um es zu *hören*. Halte es ganz nah an dein Ohr. Drück es zusammen oder schäle dein Erden-Essen. Achte auf das Geräusch, das es macht.

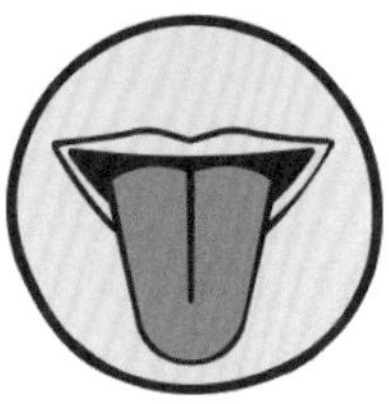

(5) Nutze deine Zunge, um es zu *schmecken*. Lege das Essen auf deine Zunge. Nimm einen Bissen davon und achte auf den Geschmack. Fang an zu kauen und nimm wahr, wie sich der Geschmack verändert. Wie fühlt es sich an, das Essen herunterzuschlucken?

© Hobbs • Balentine, Therapie-Tools Selbstmitgefühl für Kinder. Beltz, 2024

AB 14 • K

Stiller Zombiegang

Wenn wir sonst an Zombies denken, würden wir sie nicht direkt als achtsam beschreiben. Ganz im Gegenteil! Aber wie ein Zombie herumzulaufen, kann eine spaßige Art und Weise sein, achtsames Gehen zu üben. Wenn du bewusst darauf achtest, wie sich dein Körper bewegt und deine Füße bewusst auf dem Boden spürst, kann dir das helfen, deine Gedanken und deinen Körper zu beruhigen. Beginne, indem du aufrecht stehst und deine ganze Aufmerksamkeit auf deine Fußsohlen richtest. Wippe nun ein wenig vor und zurück, dann nach links und rechts, während du wahrnimmst, dass dein Körper dich nicht fallen lässt und wie hilfreich deine Füße sind, damit du weiter aufrecht stehen kannst. Jetzt kannst du schauen, ob du deine Beine ganz steif machen kannst und dann ganz langsam anfängst, wie ein Zombie zu gehen. Achte darauf, wie anders es sich anfühlt, wenn du alles ganz langsam machst. Nimm die Unterschiede in deinen Fußsohlen wahr, während du jeden Schritt mit steifen Zombiebeinen machst. Schau, ob du für zehn Schritte vorwärts und zehn Schritte rückwärts in deinem Zombiegang bleiben kannst. Jetzt kannst du deine Arme steif wie ein Zombie machen, hebe sie also ganz gerade nach vorne. Du magst vielleicht auch ein Zombiegeräusch für die letzten Schritte machen. Entspanne am Ende deinen Körper wieder und nimm wahr, wie sich deine Gedanken und dein Körper anfühlen.

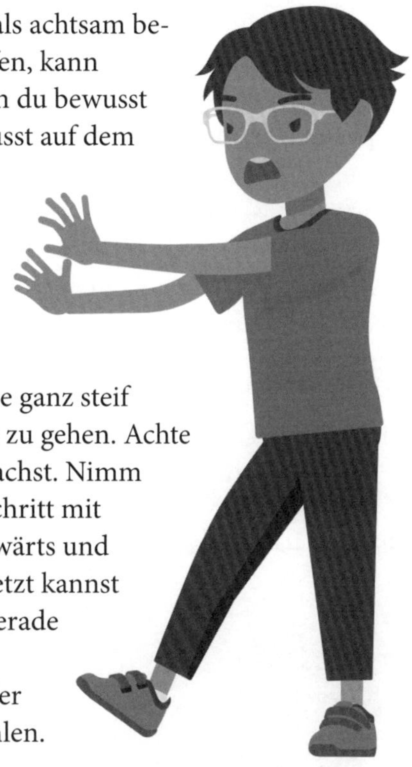

Wie hat sich der Zombiegang von deinem normalen Gang unterschieden?

....

....

....

Warum wäre es hilfreich, alles langsamer zu machen und beim Gehen auf deinen Körper zu achten?

....

....

....

Vielleicht ist dir während der Übung aufgefallen, dass du über Zombies oder ganz andere Dinge nachgedacht hast, während du mit dem stillen Zombiegang beschäftigt warst. Es ist normal, dass die eigenen Gedanken wandern, wenn sie auf nichts Konkretes fokussiert sind.

Wer hat den Welpen rausgelassen?

Ist dir schon einmal aufgefallen, wie sich ein Welpe benimmt, bevor er erzogen wurde? Er will am liebsten nur spielen, essen und schlafen – und das, wann immer er will. Er kennt keine Regeln und weiß noch nicht einmal, wo er sein Geschäft verrichten soll. Er glaubt, auf allem herumkauen zu können, und weil er neugierig auf alles ist, was er in seiner Umgebung sieht und riecht, kann es passieren, dass er zu weit wegläuft und sich verirrt. Er weiß es einfach nicht besser. Um ein braves Haustier zu werden, muss er trainiert werden.

Wie bei einem Welpen können deine Gedanken auch »weglaufen«. Obwohl du dich gerade mit einer Sache beschäftigst, kann dein Gehirn plötzlich anfangen, darüber nachzudenken, was gestern oder heute Morgen zuhause passiert ist, oder sich Sorgen darüber zu machen, was morgen passieren könnte. Und wenn das der Fall ist, kann es dich davon abhalten, in den Momenten aufmerksam zu sein, in denen du es sein solltest.

Fällt dir eine Situation ein, in der es gut wäre, fokussiert und aufmerksam zu sein? Schreibe sie hier auf:

....

....

....

....

....

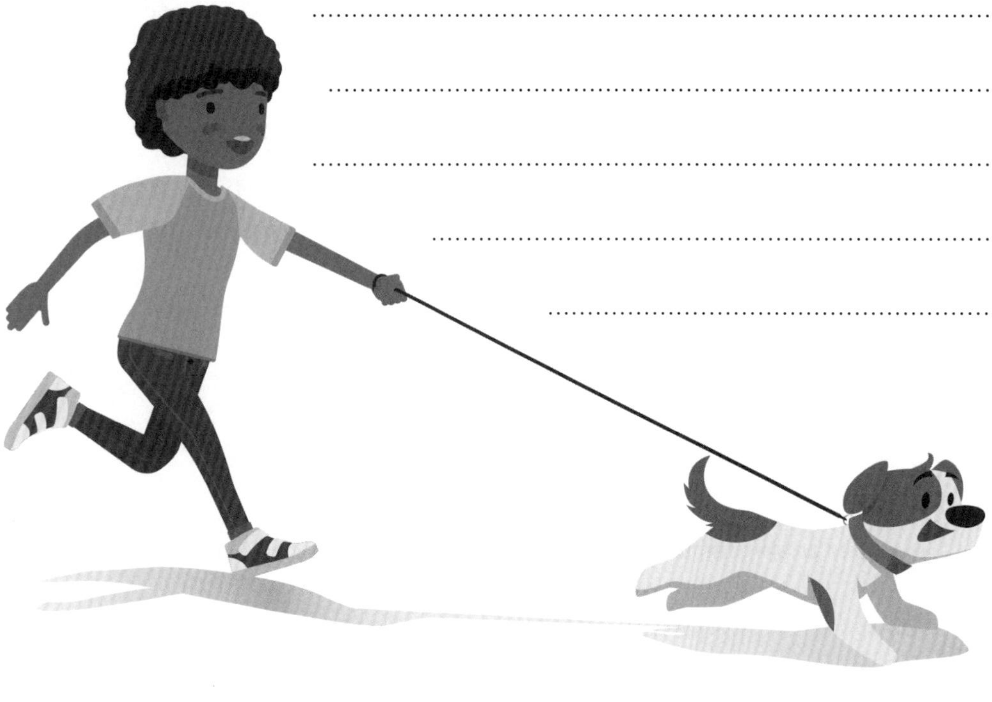

Wer hat den Welpen rausgelassen?

Probiere nun dieses Experiment aus, um zu sehen, wie beschäftigt dein Welpen-Gehirn ist.

(1) Wo auch immer du bist, mach es dir dort bequem und, wenn es der Moment erlaubt, schließe auch deine Augen.

(2) Lege eine Hand auf deinen Bauch und die andere auf deine Brust.

(3) Richte nun deine Aufmerksamkeit auf deinen Atem. Das heißt, fokussiere dich auf deine Atmung. Spüre einige Atemzüge lang, wie die Luft in dich hinein- und wieder herausströmt.

(4) Nun nimm wahr, wie dein Atem deinen Brustkorb und deinen Bauch erreicht und achte darauf, ob sich etwas verändert.

(5) Wo ist dein Welpen-Gehirn jetzt gelandet? Konzentriert es sich noch auf den Atem oder ist es schon weggelaufen? Kannst du deine Aufmerksamkeit zurück auf deinen Atem lenken?

(6) Öffne nun behutsam wieder die Augen.

War dein Welpen-Gehirn in der Lage auf deinen Atem zu achten?

Kreuze deine Antwort an:

☐ JA ☐ NEIN

War dein Welpen-Gehirn mit anderen Dingen beschäftigt?

Kreuze deine Antwort an:

☐ JA ☐ NEIN

Wenn du möchtest, kannst du ein Bild davon malen, wo dein Welpen-Gehirn unterwegs war.

Welpen-Gehirn-Glas

Wenn du lernst, deine Aufmerksamkeit zu bündeln, bist du freundlich zu dir selbst. Welpen-Gehirne sind sehr beschäftigt und können manchmal Stress und Sorgen auslösen. Ruhige Gehirne lassen dich entspannen und du kannst dich um dich selbst kümmern. Hier ist ein Experiment, um dir den Unterschied zwischen einem ruhigen Gehirn und einem beschäftigten Welpen-Gehirn zu zeigen.

Was du dafür brauchst: Backpulver, Wasser, großes Glas mit Deckel

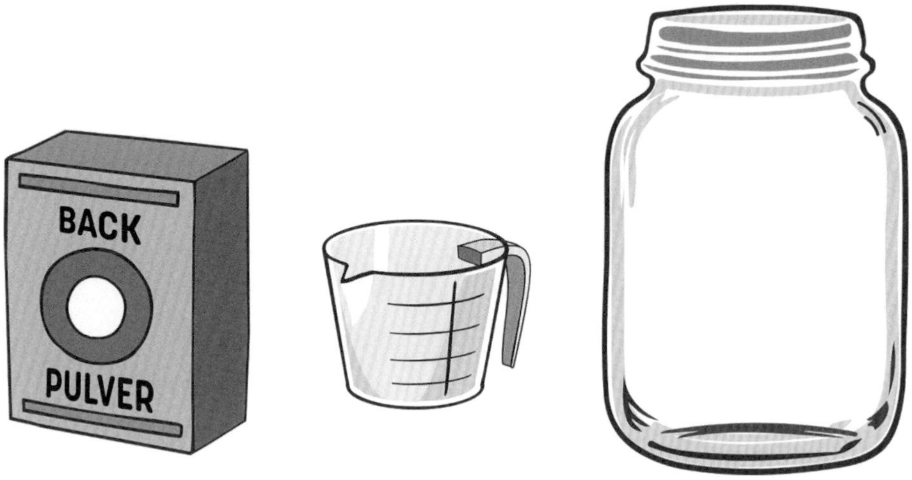

© Hobbs • Balentine, Therapie-Tools Selbstmitgefühl für Kinder. Beltz, 2024

Welpen-Gehirn-Glas

Dieses Experiment wird dir zeigen, wie Achtsamkeit deinem Gehirn helfen kann, sich zu beruhigen und sich auf das zu fokussieren, was in diesem Moment passiert.

(1) Fülle das Glas mit Wasser auf, aber lass ungefähr 2,5 cm Platz nach oben.

(2) Füge eine halbe Tasse Backpulver oder Zucker hinzu und schließe den Deckel fest.

(3) Schüttle das Glas und beobachte, wie es trübe wird. Das kann auch mit deinem Gehirn passieren. Zum Beispiel wenn es beschäftigt ist und dir viele Gedanken durch den Kopf schwirren oder wenn du traurig oder gestresst bist.

(4) Denk daran: Dein Welpen-Gehirn wandert immer in die Vergangenheit oder in die Zukunft, es sei denn, du fokussierst deine Aufmerksamkeit.

(5) Nimm wahr, wie das Wasser wieder klar wird. Achtsamkeit kann deinem rastlosen Gehirn helfen, auf die gleiche Weise zur Ruhe zu kommen. Sobald du deine Aufmerksamkeit fokussierst, beginnen sich deine Gedanken zu beruhigen – genau wie das milchige Wasser – und dein Gehirn wird wieder klarer.

(6) Schüttele das Glas nochmal und beobachte, wie sich die Trübheit legt. Fokussiere dich dieses Mal auf deine Atmung, während du beobachtest, wie sich das Backpulver absetzt. Achte darauf, was in deinem Gehirn und deinem Körper passiert.

Nutze den Platz rechts, um zu zeichnen, wie beschäftigt oder ruhig dein Gehirn am Ende dieser Übung ist. Du kannst schnörkelige Linien nutzen oder eine andere Möglichkeit wählen, um den jetzigen Zustand deines Gehirns darzustellen.

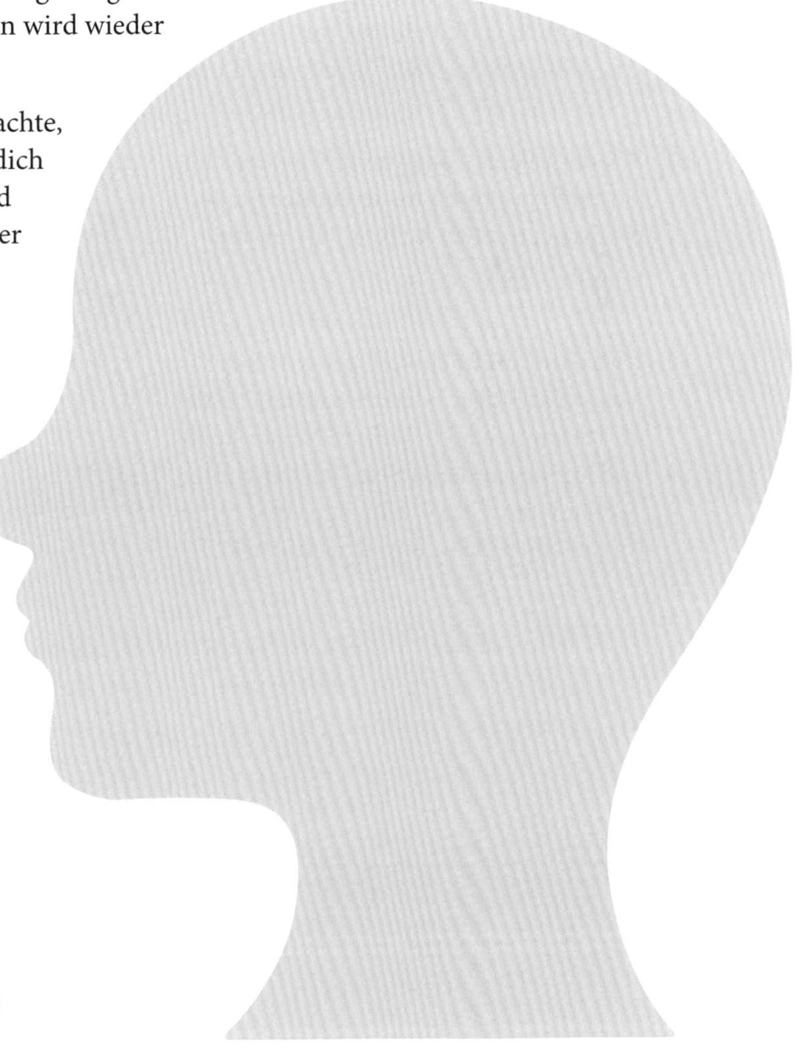

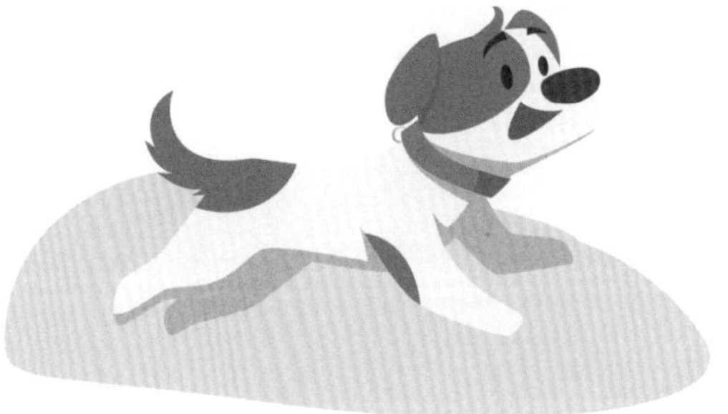

© Hobbs • Balentine, Therapie-Tools Selbstmitgefühl für Kinder. Beltz, 2024

Dein Welpen-Gehirn trainieren

Vielleicht ist dir bereits aufgefallen, dass es herausfordernd sein kann, deine Aufmerksamkeit zu fokussieren. Manchmal ist das »Welpen-Gehirn« sehr beschäftigt und braucht Hilfe, um zur Ruhe zu kommen. Hier ist eine neue und interessante Weise deine Aufmerksamkeit zu trainieren.

(1) Strecke deine nicht schreibende Hand wie einen fünfzackigen Stern vor dir aus. Deine Handfläche zeigt dabei zu dir.

(2) Jetzt nimm den Zeigefinger deiner schreibenden Hand und fahre mit dieser von der Wurzel des Daumens zur Fingerspitze. Atme währenddessen ein und zähle bis eins. Wenn du langsam ausatmest, führe deinen Finger auf der anderen Seite des Daumens wieder nach unten.

(3) Gleite mit deinem Zeigefinger nun den Zeigefinger deiner ausgestreckten Sternenhand hoch, atme ein und, wenn du die Fingerspitze erreicht hast, atmest du aus und gleitest mit deinem Finger langsam auf der anderen Seite nach unten.

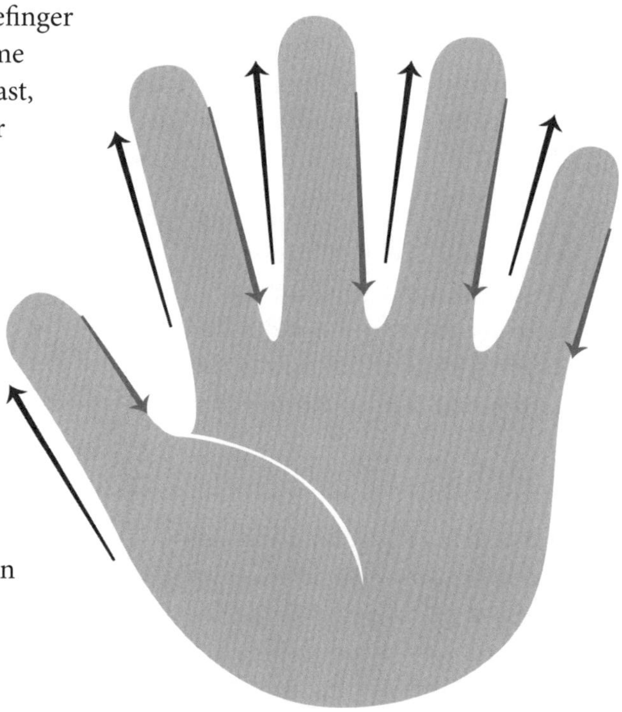

(4) Wiederhole das Einatmen, Gleiten, Zählen und Ausatmen für jeden der Finger, bis du bei deinem kleinen Finger angekommen bist.

(5) Und dann im Rückwärtsgang: Fahre weiter die Finger nach. Einatmen, zählen und ausatmen, den kleinen Finger hoch und auf der anderen Seite wieder runter, dann den anderen Finger und so weiter, bis du das Ende deines Daumens erreicht hast.

 © Hobbs • Balentine, Therapie-Tools Selbstmitgefühl für Kinder. Beltz, 2024

Dein Welpen-Gehirn trainieren

Wie beschäftigt war dein Kopf während dieser Übung? Kreise die Zahl ein, die zeigt, wie ruhig deine Gedanken am Ende der Übung waren.

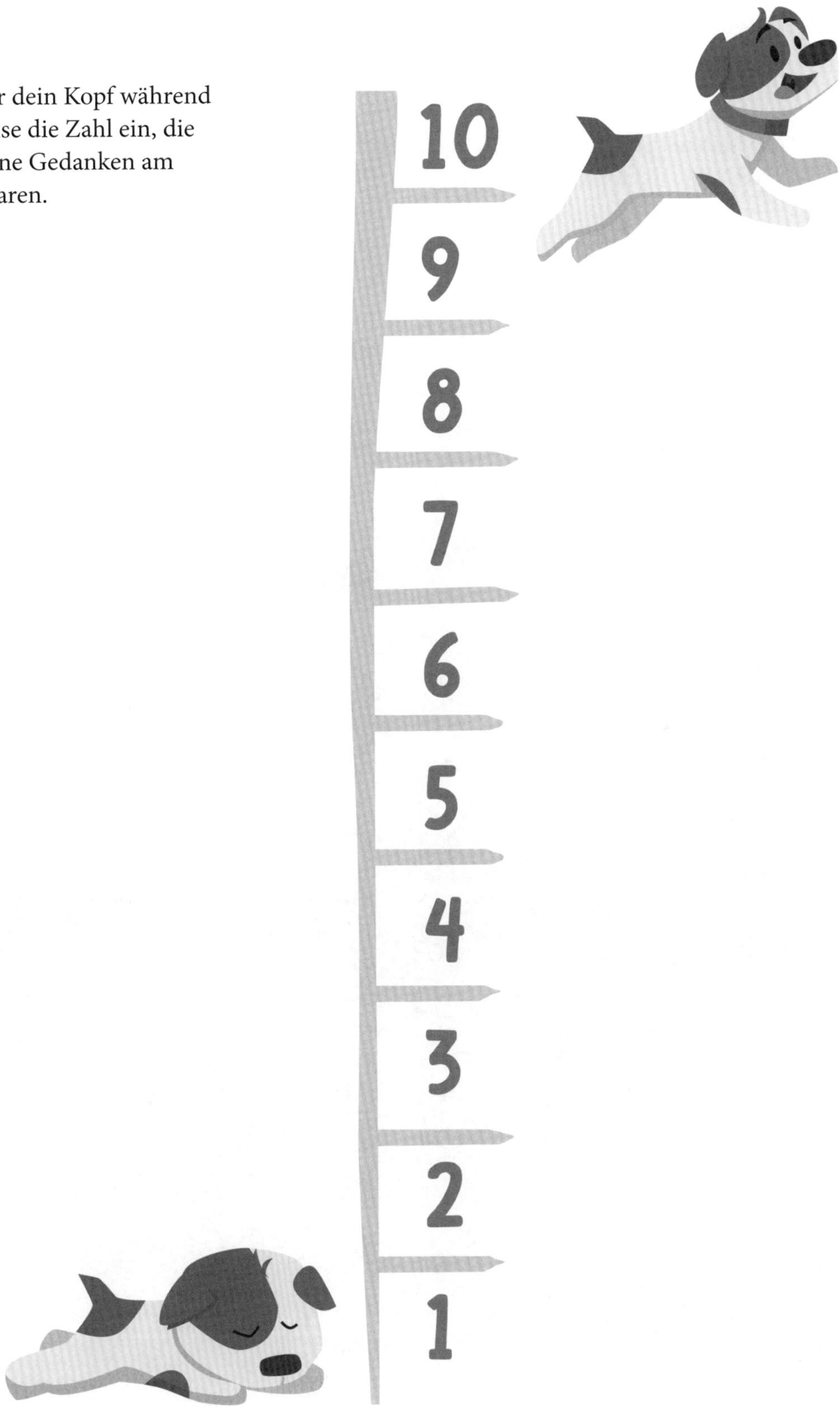

© Hobbs • Balentine, Therapie-Tools Selbstmitgefühl für Kinder. Beltz, 2024

Auf der Suche mit einem fokussierten Welpen-Gehirn

Sieh dir den Bauernhof an.

Benutze deinen Augen und schau besonders genau hin. Entdeckst du alle versteckten Wörter, die du bereits über Achtsamkeit gelernt hast? Das ist eine weitere Möglichkeit, um deine Achtsamkeit zu trainieren.

Die versteckten Wörter sind:

1. Welpen-Gehirn
2. Zombie
3. Aufmerksamkeit
4. atmen
5. achtsam

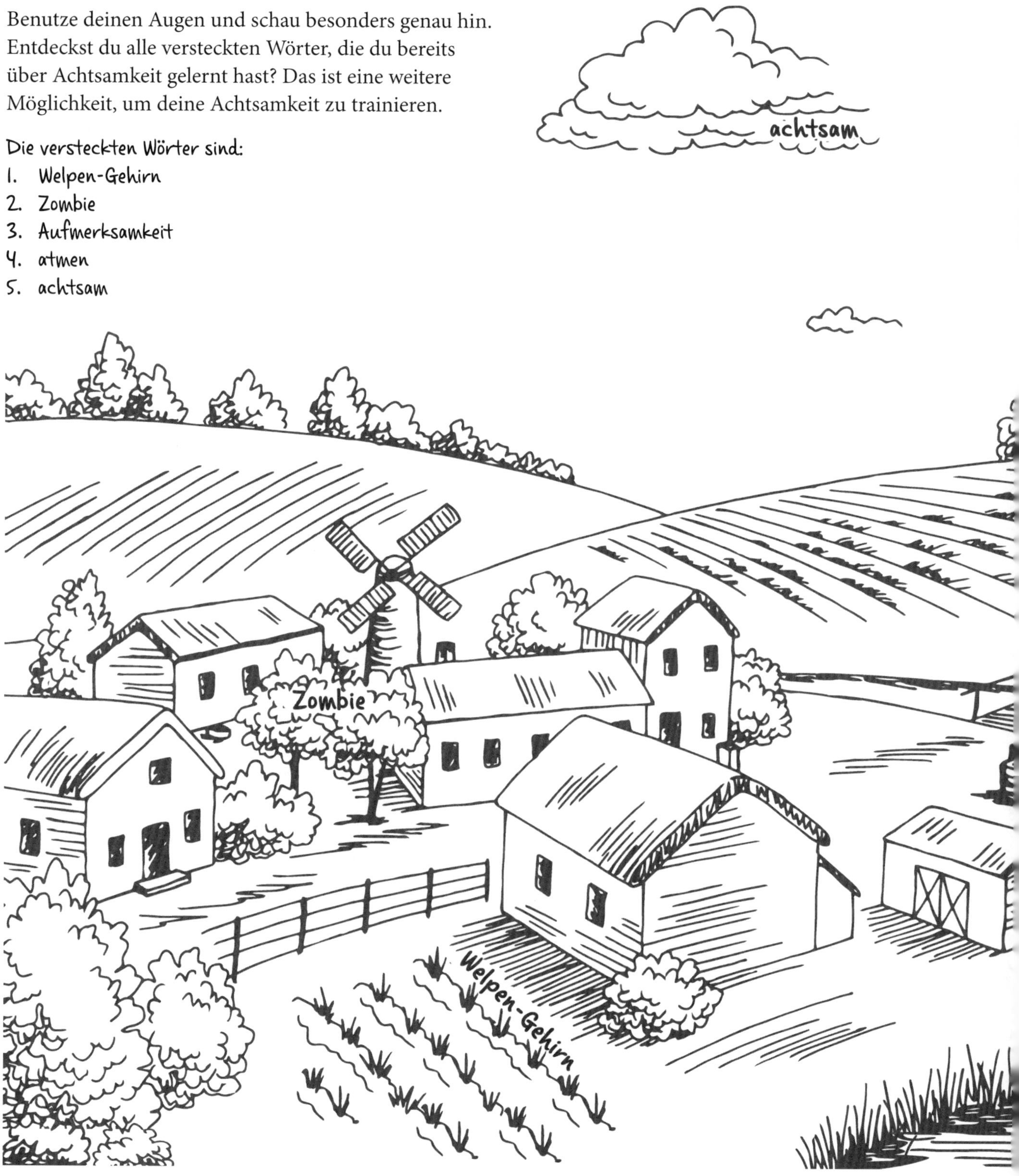

Auf der Suche mit einem fokussierten Welpen-Gehirn

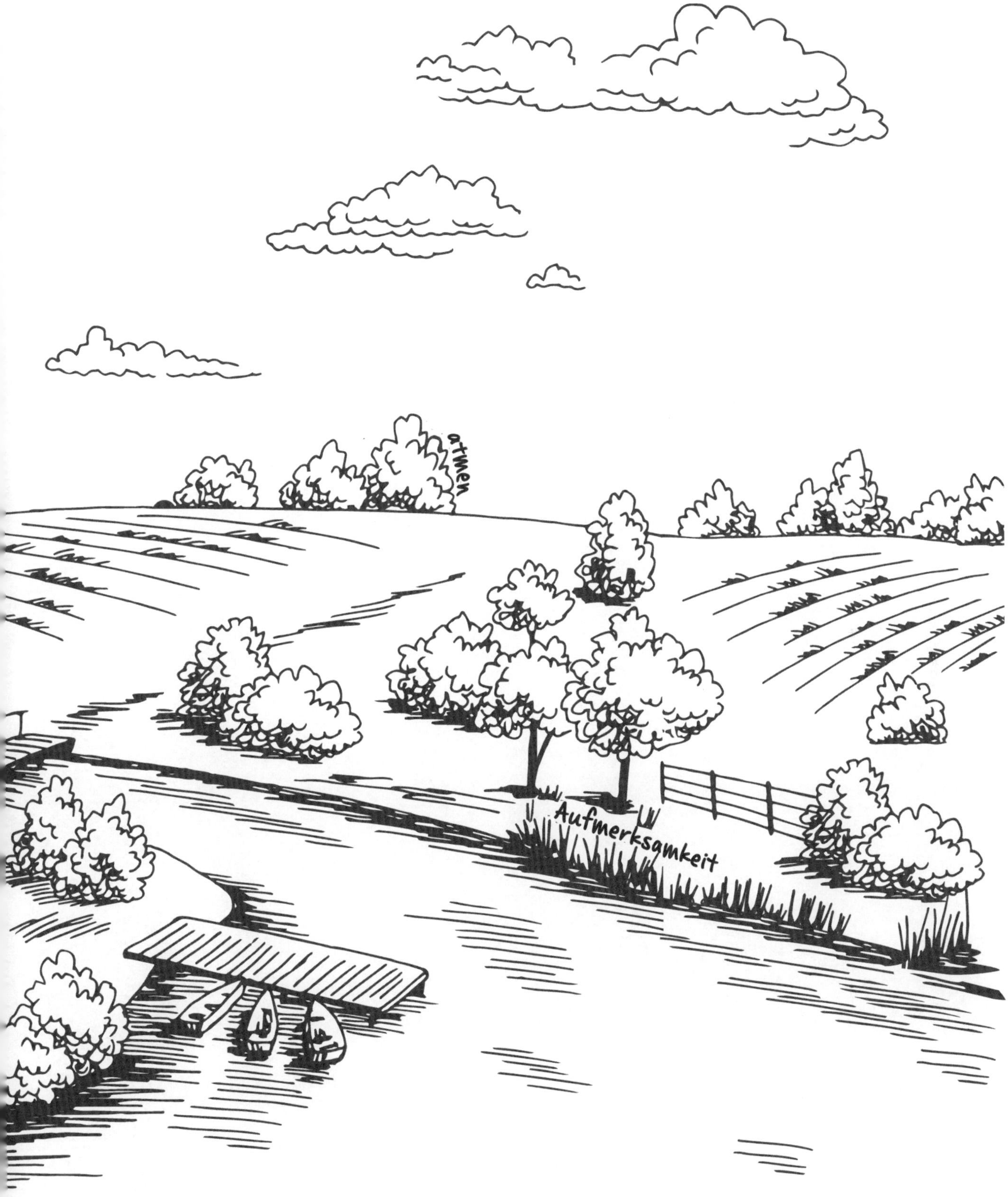

AB 19 • K

Eine Erinnerung ans Atmen

Lies das Leistengedicht unten, welches das Wort ATMEN ergibt, und zeichne darunter ein Bild von dir selbst, das zu diesem Gedicht passt. Wenn du möchtest, kannst du auch dein eigenes Leistengedicht zum Wort ATMEN mit deinen eigenen Worten schreiben.

Aufgeregtes Welpen-Gehirn

Trau dich, ruhig zu werden

Mach den Moment zu deinem

Erlebe die Welt mit all deinen Sinnen

Nimm einen tiefen Atemzug

© Hobbs • Balentine, Therapie-Tools Selbstmitgefühl für Kinder. Beltz, 2024

Gütige Körperbetrachtung

Bisher hast du gelernt, auf eine neue Art und Weise aufmerksam zu sein und dein Welpen-Gehirn zu beruhigen und zu besänftigen. Jetzt kannst du diese Fähigkeiten nutzen, um mehr Bewusstsein für deinen Körper zu entwickeln und zu lernen, dir selbst gegenüber freundlich zu sein.

(1) Beginne in einer entspannten liegenden oder sitzenden Position, einfach dort, wo du gerade bist.

(2) Achte nun auf deine Atmung, nimm wahr, wie dein Körper ganz automatisch atmet … Der Bauch hebt und senkt sich mit jedem Atemzug – genau wie er das bei der Ballonatmung getan hat.

(3) Wenn du so weit bist, lenke deine Aufmerksamkeit zu deinen Beinen und Füßen. Nimm alle körperlichen Empfindungen dort wahr, wie Kälte oder Wärme.

(4) Überlege nun, ob du deinen Beinen, Gelenken und Knien für die ganze harte Arbeit, die sie jeden Tag leisten, während sie dich von A nach B tragen, etwas Freundlichkeit entgegenbringen kannst.

(5) Jetzt verlagere deine Aufmerksamkeit von deinen Beinen auf den Rest deines Körpers. Nimm wahr, wie sich dein Bauch hebt und senkt, wie sich deine Lungen ausdehnen und wieder zusammenziehen, und schätze diese Teile deines Körpers.

(6) Nimm wahr, wie dein Herz schlägt und schätze all die harte Arbeit, die es leistet. Danke deinem Herzen für all die harte Arbeit, die es leistet.

(7) Wenn du merkst, dass deine Gedanken wieder wandern und du an etwas anderes denkst, lenke deine Aufmerksamkeit sanft zurück auf deinen Körper.

(8) Richte nun deine Aufmerksamkeit auf deine Arme, Hände und Finger und spüre, wie sie sich anfühlen. Sei dir bewusst, wie sie dir alles erlauben: zu berühren, zu halten, zu erschaffen und dich mit anderen zu verbinden.

(9) Wenn du einen Schmerz in deinem Körper bemerkst, wie z. B. Muskelkater, einen blauen Fleck oder vielleicht Kopfschmerzen, dann bring etwas Mitgefühl und Wärme zu diesem Teil deines Körpers. Du könntest deine Hand auf die Stelle legen, die gerade eine schwere Zeit durchmacht, und ihr eine beruhigende Geste anbieten.

(10) Und schließlich kannst du deine Aufmerksamkeit auf deinen Kopf richten. Spüre, wie schwer dein Schädel ist und wie gut er dein Gehirn schützt. Dann achte einmal darauf, ob du die Muskeln um deine Augen, deinen Mund und Kinn wahrnehmen kannst. Kannst du diese Teile deines Gesichts entspannen?

(11) Nun kannst du dir einen letzten Moment nehmen, um Mitgefühl und Dankbarkeit für den wunderbaren Körper zu empfinden, in dem du lebst? Vielleicht möchtest du deinem Körper für all die harte Arbeit danken, die er leistet, um dich zu stärken und in Sicherheit zu wissen.

© Hobbs • Balentine, Therapie-Tools Selbstmitgefühl für Kinder. Beltz, 2024

Gütige Körperbetrachtung

Öffne sanft deine Augen und zeichne ein Herz oder ein Pflaster an die Stelle des Bildes, wo dein Körper Aufmerksamkeit benötigt.

Zeichne einen Smiley, wo sich dein Körper entspannt fühlt.

Zeichne einen Daumen nach oben für den Teil deines Körpers, den du besonders wertschätzt.

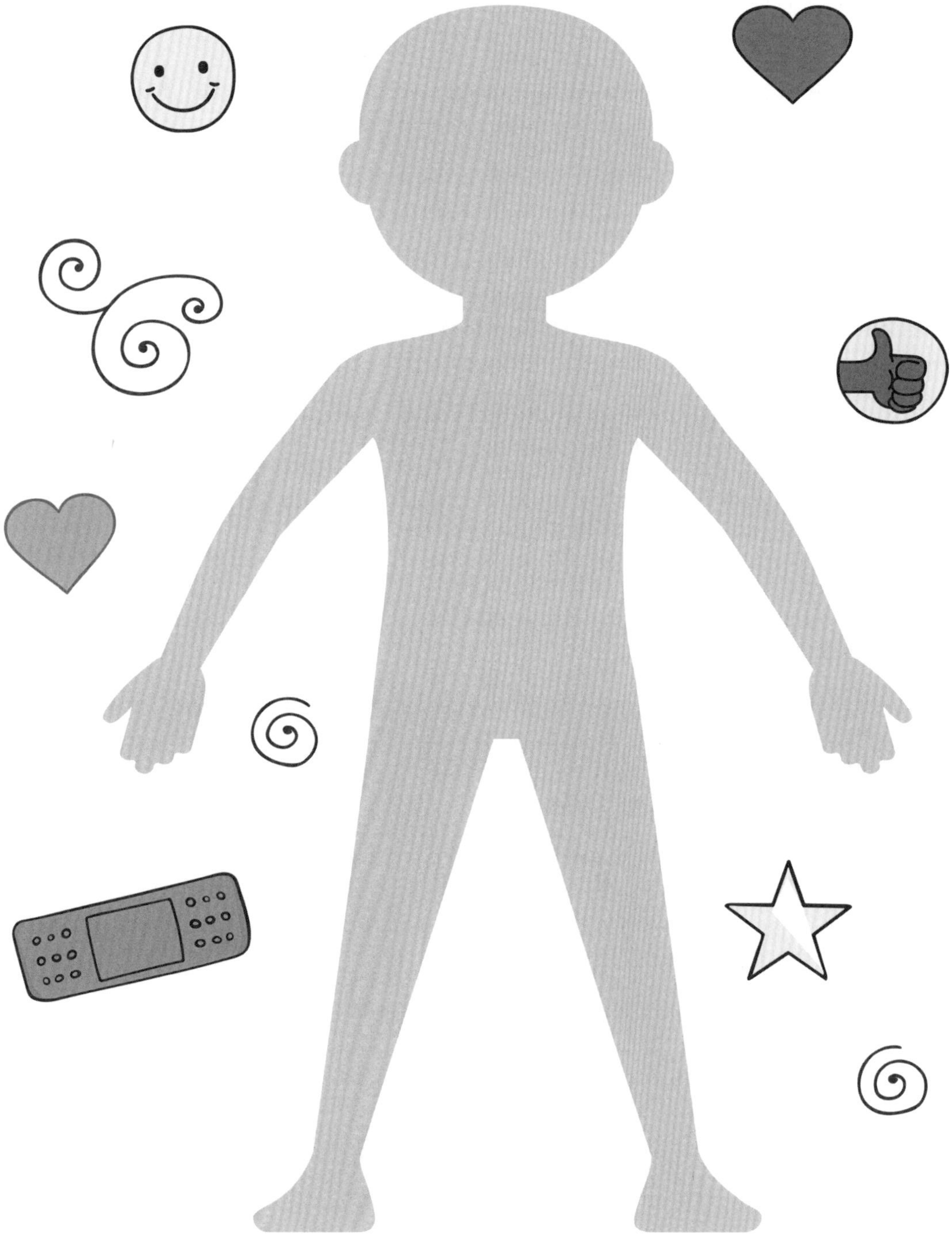

Meine eigene Werkzeugkiste für »Aufmerksam sein auf eine neue Weise«

Jetzt, wo du gelernt hast, was Achtsamkeit ist, kannst du sie nutzen, um deine Gedanken und deinen Körper zu beruhigen.

Kreuze die Übungen an, die du gelernt hast und noch einmal ausprobieren möchtest.

- ☐ Geräusche-Schnitzeljagd
- ☐ Wer hat den Welpen rausgelassen?
- ☐ Auf der Suche mit einem fokussierten Welpen Gehirn
- ☐ Mit all deinen Sinnen essen
- ☐ Welpen-Gehirn-Glas
- ☐ Eine Erinnerung ans Atmen
- ☐ Stiller Zombiegang
- ☐ Dein Welpen-Gehirn trainieren
- ☐ Gütige Körperbetrachtung

TEILEN HEISST, SICH ZU KÜMMERN

Welche Übungen oder Ideen über Achtsamkeit würdest du gerne mit einem Freund oder einer Freundin teilen? Schreibe den Namen eines Freundes oder einer Freundin und eine Übung oder Idee auf, die du gerne mit ihr oder ihm teilen möchtest.

Der Name deines Freundes/deiner Freundin: ....

Was würdest du gerne mit ihm/ihr teilen? ....

....

....

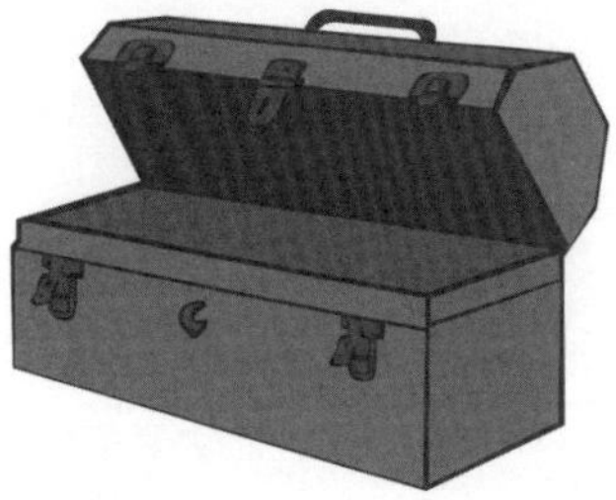

3 Wachsende Freundlichkeit

Freundlichkeit hilft dabei, gute Freund:innen zu finden und erzeugt bei einem selbst und anderen positive Gefühle. Die Kinder werden auf den folgenden Informations- und Arbeitsmaterialien an das Konzept der Freundlichkeit herangeführt. Dabei geht es zum einen um die Freundlichkeit gegenüber anderen und zum anderen um die Freundlichkeit, die man sich selbst zeigen kann. Das Kapitel stellt eine Vielzahl von Übungen wie Bastelübungen, Rätsel, Meditationsanleitungen usw. zur Verfügung.

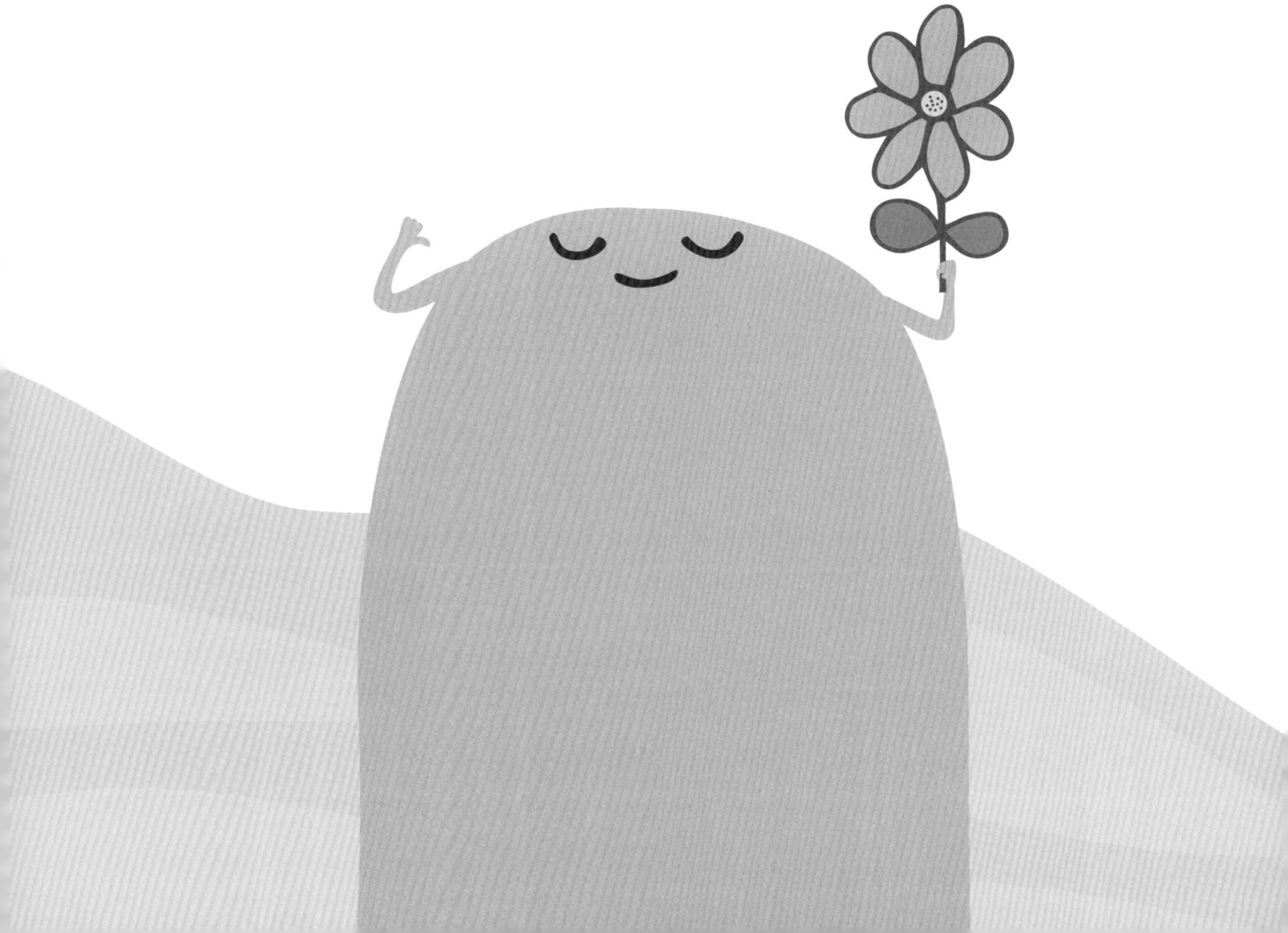

Info- und Arbeitsmaterialien

INFO 4 Freundlichkeit
Die Kinder werden auf diesem Informationsblatt dazu angeregt, freundlich sowohl zu anderen als auch zu sich selbst zu sein. Sie lernen die ersten Vorteile von Freundlichkeit kennen.

AB 22 Samen der Freundlichkeit pflanzen
Mit der Übung auf diesem Arbeitsblatt lernen Kinder, wie sie sich um sich selbst kümmern können, indem sie Samen einpflanzen und sich um die heranwachsende Pflanze kümmern. Sie erkennen Parallelen dazu, was es bedeutet, freundlich zu sich selbst zu sein und sich um sich selbst zu kümmern.

AB 23 Irre Fakten über Freundlichkeit
Mit dieser Labyrinth-Übung lernen die Kinder auf spielerische Weise die Vorteile von Freundlichkeit kennen und trainieren ganz nebenbei ihr Gehirn, das sonst so oft abgelenkt ist.

AB 24 Freundlichkeit atmen mit einem Windrad
Mit dieser Bastel-, Atem- und Freundlichkeitsübung können Kinder das bewusste Atmen üben und über dieses lernen, freundliche Gedanken zu verschicken.

AB 25 Liebevolle Freundlichkeit für jemanden, der dir wichtig ist
Diese Übung leitet die Kinder dazu an, jemandem, der ihnen wichtig ist, positive, liebevolle und freundliche Gedanken zu senden. Zu dieser Übung ist eine Audioaufnahme auf beltz.de verfügbar.

AB 26 Wie sieht Freundlichkeit aus?
Diese Übung regt die Kinder dazu an, Freundlichkeit nicht nur gedanklich zu senden, sondern auch tatsächlich zu zeigen. Dafür bietet diese Übung eine Sammlung von Vorschlägen, was man tun könnte, um Freundlichkeit zu zeigen.

AB 27 Wer befindet sich in deiner Stiftebox?
Die Wissenschaft sagt, es wäre einfacher zu Menschen freundlich zu sein, die einem ähnlich sind. Diese Übung soll den Kindern jedoch zeigen, dass Vielfalt wichtig ist und dass man zu jeder Person freundlich sein sollte.

AB 28 Was ist mit dir?
Diese Übung soll die Kinder nochmal daran erinnern, auch freundlich zu sich selbst zu sein und regt sie zur Selbstreflexion an, auf welche Art und Weise sie Selbst-Freundlichkeit bereits praktizieren.

AB 29 Ein Rätsel für dich
Dieses Rätsel soll den Kindern verdeutlichen, was unbezahlbar ist, auch wenn es eigentlich gar nichts kostet. Die Lösung des Rätsels bringt sie einen Schritt näher ans Ziel.

AB 30 Ein liebevoller Wünschebaum
Bei dieser Übung können Kinder lernen, liebevolle Wünsche für sich selbst zu formulieren, sie beinhaltet außerdem eine Bastelübung, in der die Wünsche an einen gezeichneten Baum gehängt werden können.

AB 31 »Liebevolle Wünsche nur für mich«-Meditation
Diese Übung bietet eine Meditationsanleitung, die Sie dem Kind vorlesen können, um es dabei zu begleiten, die Wünsche und neuen Glaubenssätze zu verinnerlichen. Zu dieser Übung ist eine Audioaufnahme auf beltz.de verfügbar.

AB 32 Wünschespaziergang im Wald
Hier finden Sie den Vorschlag, dass die Kinder einen Spaziergang machen können, um dabei besonders bewusst ihre Umgebung wahrzunehmen. Während des Spaziergangs sollen sie üben, die positiven Wünsche an verschiedene Lebewesen zu richten.

AB 33 Kobra-Yogaübung

Kindgerechte Yogaübungen wie die Kobra-Yogaübung, können den Kindern helfen, sich in Stressmomenten wieder zu beruhigen und bietet ihnen damit eine weitere Möglichkeit, freundlich zu sich selbst zu sein.

AB 34 Meine eigene Werkzeugkiste für »Wachsende Freundlichkeit«

Dieses Arbeitsblatt fasst nochmals alle Übungen aus dem Kapitel zusammen. Das Kind kann reflektieren, welche es besonders hilfreich fand und nochmal ausprobieren möchte. Dadurch sammelt es Strategien, mit denen es herausfordernde Situationen zukünftig besser bewältigen kann.

Freundlichkeit

Hast du dich schon einmal gefragt, warum deine Eltern, Lehrer und Lehrerinnen und vielleicht auch dein Therapeut oder deine Therapeutin immer darüber reden, wie wichtig es ist, freundlich zu sein? Der Grund ist, dass sie wissen, dass Freundlichkeit dabei hilft, gute Freundschaften aufzubauen und positive Gefühle zu stärken. Freundlichkeit bedeutet, liebevoll, großzügig und fürsorglich gegenüber sich selbst und anderen zu sein. Denke einmal an den letzten Moment zurück, in dem du freundlich zu jemandem warst. Weißt du noch, wie du dich dabei gefühlt hast? Wenn du dich dabei gut gefühlt hast, dann deshalb, weil dein Gehirn Glückshormone ausgeschüttet hat. Diese Hormone erzeugen positive Gefühle, wenn du freundlich und fürsorglich zu anderen und zu dir selbst bist. Nun lernst du, wie wichtig es ist, freundlich zu dir selbst und zu anderen zu sein. Wenn du dich selbst so behandelst, wie du einen guten Freund behandeln würdest, hilft dir das, deinen »Freundlichkeitsmuskel« aufzubauen und dich stärker zu machen.

Mit verschiedenen Übungen kannst du lernen, wie wichtig es ist, sowohl freundlich zu dir selbst als auch zu anderen zu sein. Dich selbst so zu behandeln, wie du einen guten Freund behandeln würdest, hilft dir, deinen Freundlichkeitsmuskel aufzubauen und macht dich stärker. Denk daran wie es sich anfühlt, wenn du verletzt oder traurig bist. Vielleicht möchtest du in solchen Momenten aufgeben, aber wenn du übst, dir selbst gegenüber freundlich zu sein, wirst du schon bald merken, dass die Kraft der Freundlichkeit dein mutiges Herz stärkt! Freundlichkeit ist eine Superkraft, die dir hilft, dich um dich selbst zu kümmern, Verbindungen zu schaffen und Herausforderungen zu meistern!

Samen der Freundlichkeit pflanzen

Das Säen von Samen ist ein guter Weg, um Freundlichkeit wachsen zu lassen. Eine Pflanze braucht Pflege, d. h. du musst dafür sorgen, dass sie genug Nährstoffe wie Wasser und Sonnenlicht bekommt, damit sie wachsen kann. Pflanzen brauchen, genau wie du, auch freundliche Worte.

Wusstest du, dass liebevolle Freundlichkeit dazu führen kann, dass dir neue Gehirnzellen wachsen, die deine positiven Gefühle und deine Beziehungen zu anderen Menschen stärken können? Und wenn du einem Lebewesen, egal welchem, Freundlichkeit entgegenbringst, dann kann das auch diesem helfen, sich gesund und stark zu entwickeln.

Materialien, die du benötigst: Kleine Blumentöpfe mit einem Durchmesser von 8 cm oder 13 cm, ein Tütchen Samen (Blumen- oder Gemüsesamen), einen kleinen Sack Blumenerde oder etwas Erde aus dem eigenen Garten, Aufkleber, Filzstifte, Farben (optional).

Anleitung:

Zuerst kannst du deinen Topf mit den Filzstiften verzieren oder mit den Farben Wörter darauf schreiben. Wähle Wörter, die zeigen, was du in deinem Herzen wachsen lassen möchtest. Zum Verzieren kannst du Bilder, Symbole und / oder Aufkleber verwenden.

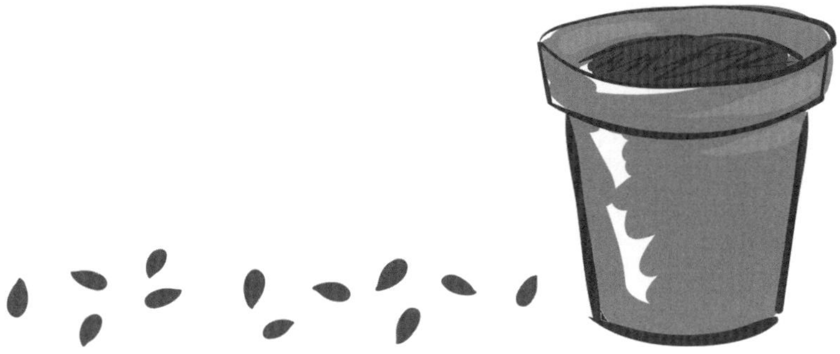

Wenn du den Topf dekoriert hast, fülle ihn mit Erde und pflanze die Samen ein. Vergiss nicht, ihnen genug Wasser und Sonnenlicht zu geben, damit deine Samen wachsen können, so wie die Güte in deinem Herzen.

Auf der nächsten Seite findest du eine weitere Idee, wie du Samen der Freundlichkeit pflanzen kannst: Du kannst dieses Bild mit den gleichen Wörtern verzieren, wenn du keinen Topf oder Samen zur Verfügung hast.

 © Hobbs • Balentine, Therapie-Tools Selbstmitgefühl für Kinder. Beltz, 2024

Samen der Freundlichkeit pflanzen

Freundschaft

Dankbarkeit

Pflege

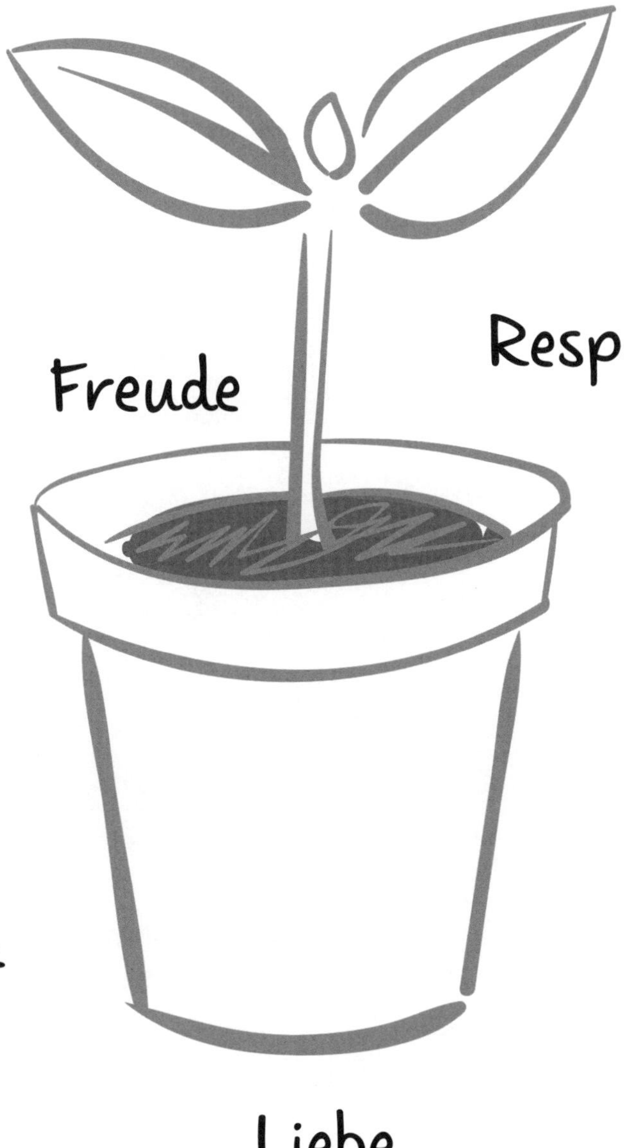

Stärke

Respekt

Freude

Freundlichkeit

Mitgefühl

Glück

Liebe

Inspiration

Hoffnung

Irre Fakten über Freundlichkeit

Jetzt wird es Zeit, dein Welpen Gehirn auf einen Spaziergang durch den Irrgarten zu nehmen, um zu schauen, wie gut es trainiert ist. Kannst du deine Aufmerksamkeit während des ganzen Weges durch den Irrgarten fokussieren und alle Fakten über Freundlichkeit sammeln? Dann beantworte die Frage am Ende dieser Reise.

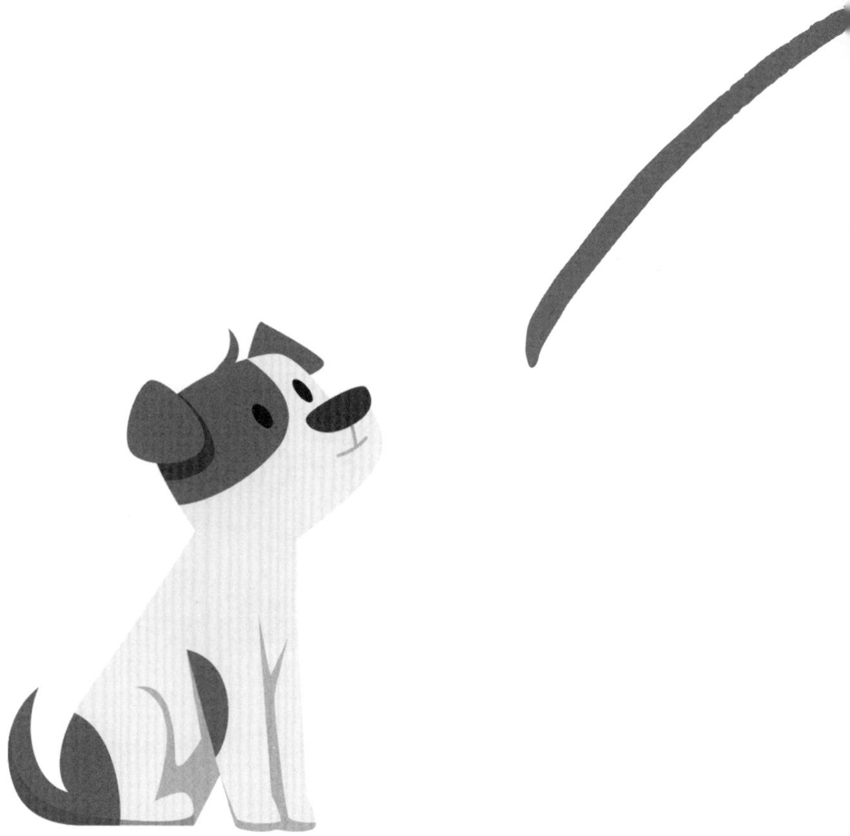

Frage am Ende der Reise: Was war für dich die interessanteste Information über Freundlichkeit? Markiere diese im Irrgarten oder schreibe deinen liebsten hier auf.

....

....

....

© Hobbs • Balentine, Therapie-Tools Selbstmitgefühl für Kinder. Beltz, 2024

Irre Fakten über Freundlichkeit

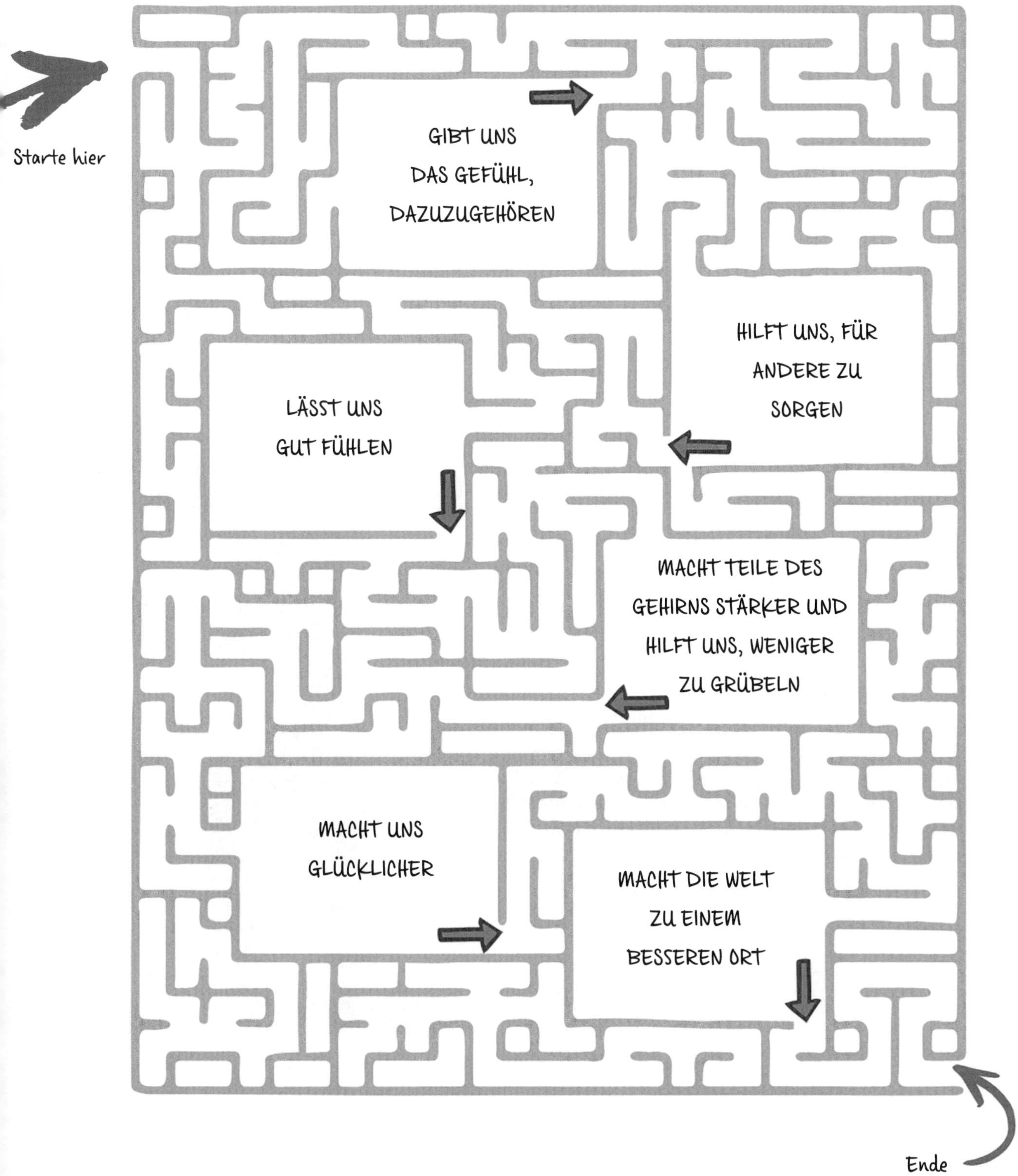

Freundlichkeit atmen mit einem Windrad

Hier kommt deine Chance, dir der Kraft deines Atems bewusst zu werden, indem du auf ein Windrad pustest. Aber zuerst musst du dein eigenes Windrad basteln.

Materialen, die du dafür benötigst: Papier oder Pappe, Schere, Kleber, Buntstifte oder Filzstifte, eine Reißzwecke, eine Perle mit Loch oder einen kleinen Knopf, einen Radiergummi-Stift

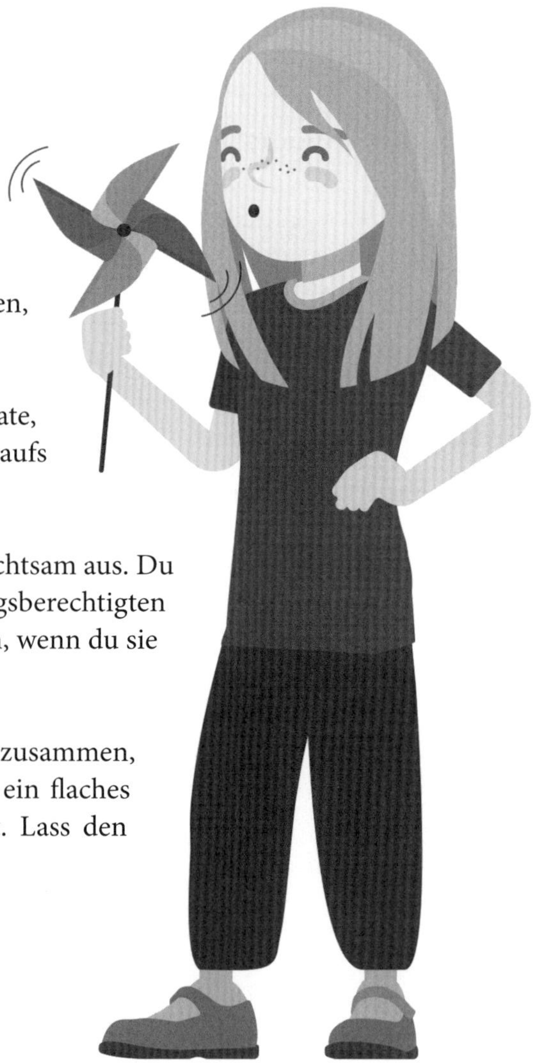

Anleitung:

(1) Schneide dir zwei Quadrate aus Papier oder Pappe zurecht (ca. 16 × 16 cm). Du kannst dir aussuchen, welche Farbe deine Pappe haben soll.

(2) Zeichne Muster oder andere Designs auf die Quadrate, wenn du magst. Hier kannst du dich vollkommen aufs Dekorieren konzentrieren.

(3) Schneide beide Papier-Quadrate aufmerksam und achtsam aus. Du kannst auch einen deiner Elternteile oder Erziehungsberechtigten oder eine andere erwachsene Person um Hilfe bitten, wenn du sie brauchst.

(4) Klebe die leeren Seiten der Quadrate vorsichtig zusammen, sodass die Ränder aufeinanderpassen und du nun ein flaches Quadrat mit Dekorationen auf beiden Seiten hast. Lass den Kleber trocknen, bevor du zu Schritt 5 übergehst.

Freundlichkeit atmen mit einem Windrad

(5) Schneide von den vier Ecken vier diagonale Linien, jeweils bis zur Hälfte des Mittelpunkts der Quadrate.

(6) Nimm eine der Spitzen und klappe sie zur Mitte des Quadrats hin, ohne das Papier zu zerknittern. Du kannst die Spitze nun dort festkleben oder einfach mit deiner Hand festhalten.

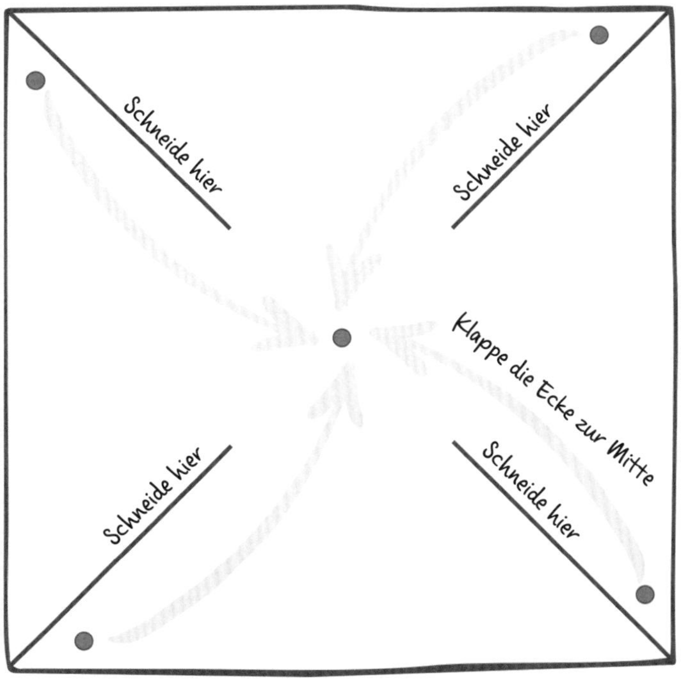

(7) Jetzt klappe die gegenüberliegende Spitze zur Mitte und dann tu dasselbe mit den anderen beiden Ecken. Jetzt solltest du alle vier Spitzen in der Mitte des Quadrats zusammenhaben.

(8) Pinne eine Reißzwecke durch die vier Spitzen in der Mitte des Windrads hindurch, damit sie zusammenhalten.

(9) Drehe das Windrad um und stecke die Reißzwecke durch einen Knopf oder eine Perle, je nachdem, was du dahast. Dann drücke die Spitze der Reißzwecke in den Radiergummi deines Radiergummi-Stifts. Stelle sicher, dass der Radiergummi weit genug vom Rad entfernt ist, sodass du es leicht drehen kannst.

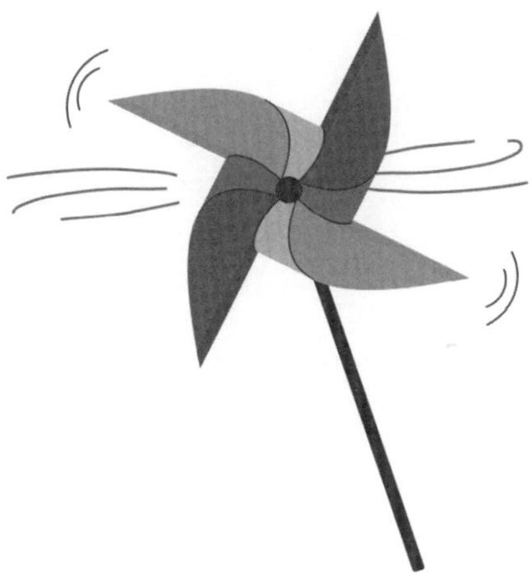

Nun puste auf das Windrad. Achte darauf, wie dein Atem das Rad zum Drehen bringt. Du kannst dein Windrad nutzen, um achtsames Atmen zu üben. Du kannst dir auch vorstellen, dass dein Windrad Freundlichkeit in die Welt hinausträgt. Du kannst auch an einen Freund denken, der gerade etwas mehr Freundlichkeit gebrauchen könnte. Oder du sendest Freundlichkeit an jemandem in deiner Schule oder an jemandem, der dir wichtig ist, einfach weil du es kannst!

Liebevolle Freundlichkeit für jemanden, der dir wichtig ist

In dieser kurzen Meditationsübung kannst du freundliche Wünsche nutzen, um dich selbst zu beruhigen und zu umsorgen, während du gleichzeitig deinen Freundlichkeitsmuskel anderen gegenüber stärkst.

Manchmal fällt es dir schwer, an jemanden zu denken, dem du in diesem Moment etwas Gutes wünschen könntest. Wenn dir niemand einfällt, ist das völlig in Ordnung. Du kannst auch dir selbst freundliche Worte und Gedanken schicken, wenn es dir gerade nicht so gut geht.

(1) Nimm dir einen Moment Zeit, um es dir gemütlich zu machen. Dazu kannst du dich entweder hinlegen oder dich auf einen bequemen Stuhl setzen. Dann schließe deine Augen und denke an jemanden, der dir wichtig ist. Jemanden, der dich zum Lächeln bringt und ein gutes inneres Gefühl auslöst, wenn du an ihn oder sie denkst!

(2) Jetzt stelle dir diese Person in deinen Gedanken ganz genau vor. Das kann ein Freund oder eine Freundin sein, deine Oma oder dein Opa, ein Elternteil, ein Geschwisterkind oder auch dein Haustier. Halte einen Moment inne und stelle dir diese Person ganz genau vor.

(3) Jetzt führe deine Hand zu deinem Herzen oder umarme dich selbst und stelle dir vor, wie du diese warme Umarmung dieser Person oder deinem Haustier gibst.

(4) Denk daran, wie glücklich du die Person machst, wenn du sie so nah an deinem Herzen festhältst. Sieh in Gedanken das Lächeln auf dem Gesicht.

(5) Lass dir Zeit … Nimm wahr, was du in dir drinnen fühlst, während du dir vorstellst, wie du dieser Person oder deinem Haustier deine liebevolle Aufmerksamkeit schenkst.

(6) Stelle dir dein Gegenüber und dich zusammen vor, während du gute Wünsche aussprichst: »Ich wünsche dir Glück. Ich wünsche dir Freundlichkeit. Ich wünsche dir Freundschaft«. Wiederhole diese Wünsche ein paar Mal hintereinander.

(7) Und jetzt kannst du dich einfach darauf konzentrieren, wie es sich anfühlt, jemandem, der dir wichtig ist, gute Wünsche zu senden. Vielleicht kannst du das Gefühl in Gedanken benennen.

(8) Wenn du bereit bist, öffne deine Augen.

© Hobbs • Balentine, Therapie-Tools Selbstmitgefühl für Kinder. Beltz, 2024

Liebevolle Freundlichkeit für jemanden, der dir wichtig ist

Wem hast du freundliche Wünsche geschickt? ....

Nimm wahr, ob dir diese Meditation geholfen hat, dich verbundener mit und fürsorglicher dieser Person gegenüber zu fühlen.

Umkreise das Emoji, das am besten zeigt, wie du dich jetzt fühlst.

Wie sieht Freundlichkeit aus?

Jetzt, wo du geübt hast, jemandem, der dir wichtig ist, freundliche Grüße zu schicken, können wir noch mehr Möglichkeiten entdecken, wie du deine Freundlichkeit zeigen kannst. **Schau dir die freundlichen Karten an und wähle eine gute Tat aus, die du diese Woche tun möchtest.** Du kannst auch andere gute Taten auf die leeren Karten schreiben, die du lieber tun möchtest.

Du bist ganz frei: male in den Karten herum, hänge sie an die Wand oder den Kühlschrank, um dich an die vielen verschiedenen Wege zu erinnern, die es gibt, um Freundlichkeit in der Welt zu verbreiten! Und vergiss dabei nicht dich selbst!

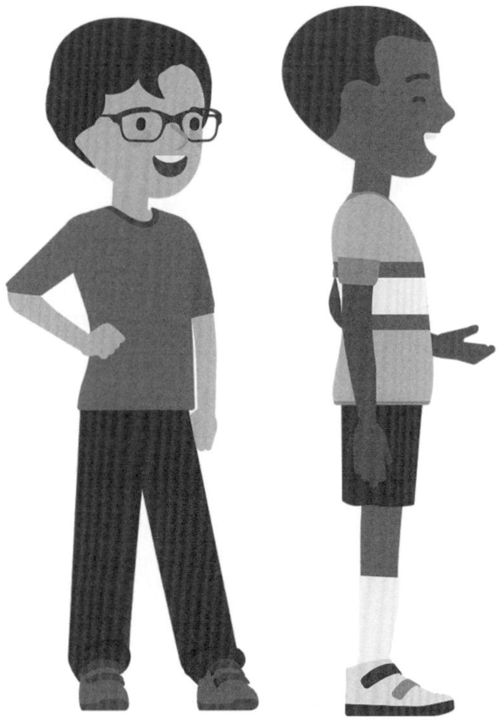

Wie sieht Freundlichkeit aus?

FREUNDLICHE KARTEN

WIE SIEHT FREUNDLICHKEIT AUS?

PFLANZEN GIESSEN, DIE PFLEGE BENÖTIGEN, ENTWEDER BEI DIR ZU HAUSE ODER IN DER SCHULE

JEMANDEM EIN KOMPLIMENT MACHEN

JEMANDEN, DER EINSAM AUSSIEHT, FRAGEN, OB ER DIR BEI EINER AUFGABE HELFEN KANN ODER SICH IN DER PAUSE ZU DIR SETZEN MÖCHTE

ETWAS LIEBES ZU DEINER FREUNDIN SAGEN, DIE EINEN BLÖDEN TAG HAT

ANBIETEN, IM HAUSHALT ZU HELFEN

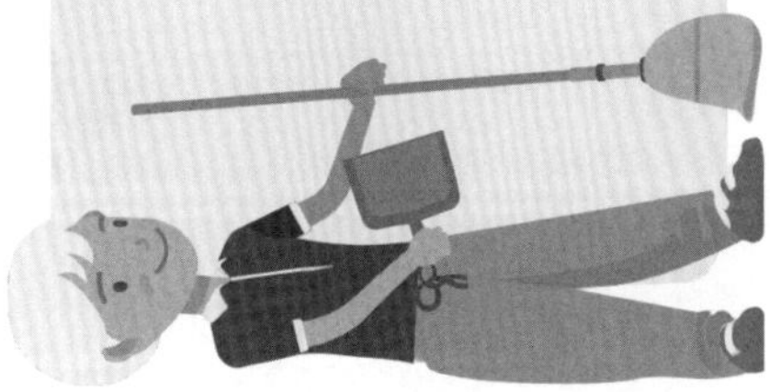

DEINEM ELTERNTEIL FÜR DAS LECKERE ESSEN DANKEN

DEN DRECK VON JEMAND ANDEREM SAUBERMACHEN

DIR ZEIT NEHMEN, JEMANDEN BESSER KENNENZULERNEN, DER GANZ ANDERS IST ALS DU

____

____

ANBIETEN, BEIM KOCHEN ZU HELFEN

© Hobbs • Balentine, Therapie-Tools Selbstmitgefühl für Kinder. Beltz, 2024

Wer befindet sich in deiner Stiftebox?

Wusstest du, dass die Wissenschaft sagt, dass es leichter ist, freundlich zu jemandem zu sein, der dir ähnlich ist? Wenn jemand zum Beispiel so aussieht wie du, sich so kleidet wie du oder das gleiche Essen mag wie du, ist es einfacher, freundlich zu sein. Aber freundlich zu sein zu Menschen, die dir nicht ähnlich sind, ist genauso wichtig. Vielleicht sogar noch wichtiger!

Stell dir eine Welt vor, in der jeder wie der andere wäre. Langweilig, oder? Jetzt stell dir eine Welt vor, wo jeder zu jedem freundlich wäre, vor allem zu denen, die anders sind als sie!

Was würde dir helfen, freundlicher zu denen zu sein, die anders sind als du?

....

....

....

....

....

Lies nun das Gedicht auf der Stiftebox.

Dieses Gedicht hilft dir, dir bewusst zu machen, was dir fehlen würde, wenn du nur einen Buntstift in deiner Box hättest. Mehr Farben zu haben, kann deine Welt bunter machen! Genauso ist das mit Menschen. Menschen in dein Leben zu lassen, die anders sind als du, kann deine Welt nur größer, bunter und spaßiger machen.

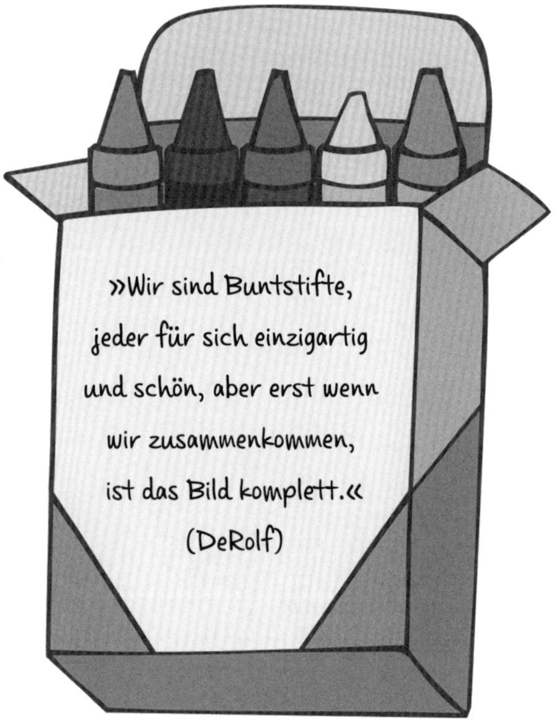
»Wir sind Buntstifte,
jeder für sich einzigartig
und schön, aber erst wenn
wir zusammenkommen,
ist das Bild komplett.«
(DeRolf)

Wer befindet sich in deiner Stiftebox?

Fallen dir vier Kinder in deinem Leben ein, die anders sind als du? Vielleicht hast du zum Beispiel einen Freund, der Sport mag, während du lieber Videospiele spielst. Oder jemanden, der eine andere Sprache spricht, als du. Zeichne auf den Buntstiften unten, was du an diesen Kindern schätzt. Du kannst die Buntstifte anmalen, wie du möchtest.

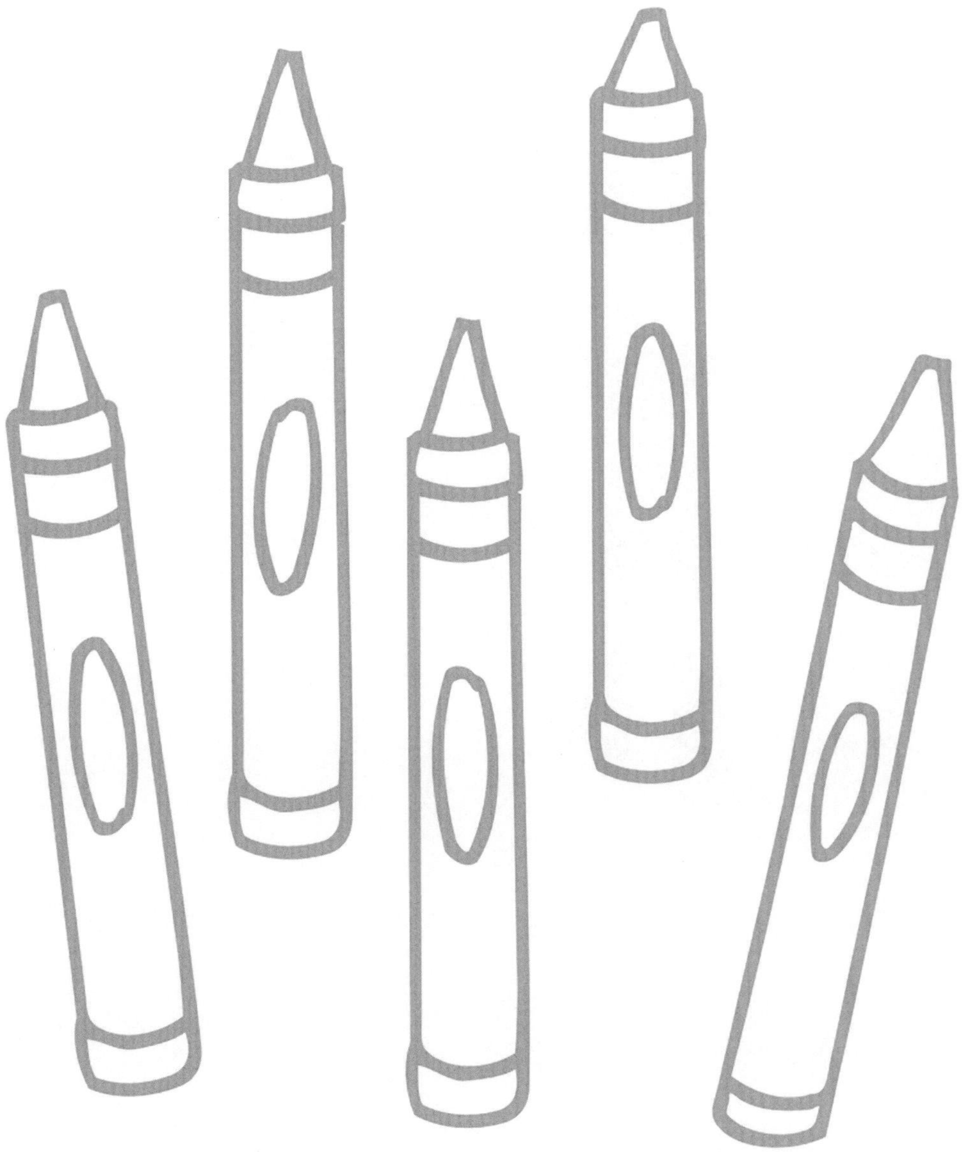

Was ist mit dir?

Jetzt weißt du, wie wichtig es ist, andere in deinen Kreis der Freundlichkeit aufzunehmen. Nun gibt es noch ein paar weitere Strategien, wie du dich darin üben kannst, freundlich zu dir selbst zu sein.

Beginne, indem du dich daran erinnerst, wie es ist, dich selbst freundlich zu behandeln.

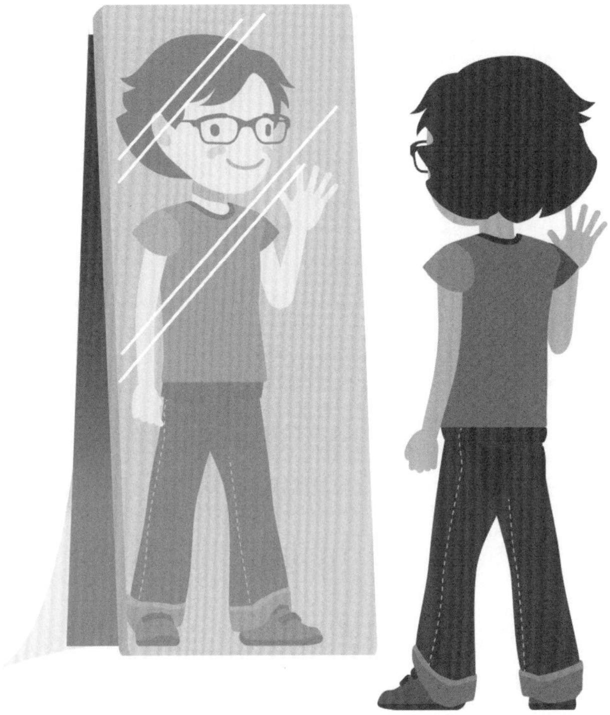

Welche drei Dinge tust du bereits, um freundlich zu dir selbst zu sein?

(1) ....

(2) ....

(3) ....

 © Hobbs • Balentine, Therapie-Tools Selbstmitgefühl für Kinder. Beltz, 2024

Ein Rätsel für dich

Löse das Rätsel und werde reich! Benutze die Entschlüsselungstabelle, um die Frage zu beantworten.

Rätsel: Was kostet nichts und ist trotzdem unbezahlbar?

F	_	_	_	_	_	_	_	_	_	_	_	_	_
2-1	4-3	1-5	5-1	3-4	1-4	3-2	2-4	1-3	2-3	3-1	1-5	2-4	4-5

Hilfreiche Tipps, um die Entschlüsselungstabelle korrekt zu nutzen:

Schritt 1: Sieh dir die zwei Zahlen unter der ersten Linie oben an (2-1).

Schritt 2: Suche die erste Zahl (2) in der linken Spalte der untenstehenden Tabelle.

Schritt 3: Suche die zweite Zahl (1) in der obersten Zeile der untenstehenden Tabelle.

Schritt 4: Schau, ob du den Buchstaben findest, der sich dort befindet, wo sich die beiden Zahlen treffen (F).

Schritt 5: Der erste Buchstabe wurde schon für dich gelöst. Jetzt bist du an der Reihe die restlichen Leerstellen zu füllen, bis du die Antwort des Rätsels hast.

	1	2	3	4	5
1	A	B	C	D	E
2	F	G	H	I	J
3	K	L	M	N	O
4	P	Q	R	S	T
5	U	V	W	X	Y

Ein liebevoller Wünschebaum

Freundliche Worte können dir helfen, dir selbst ein guter Freund zu sein. Zu wissen, welche freundlichen Worte du gerne hören würdest, kann dir helfen, dein mutiges Herz und deine innere Kraft zu erwecken, wenn du sie brauchst.

Hier erfährst du nun eine einfache Art und Weise, wie du freundliche Worte in gute Wünsche für dich selbst verwandeln kannst. Wähle so viele Wünsche von der folgenden Liste »liebevoller Wünschebaum nur für mich« aus, wie du möchtest oder erfinde deine eigenen guten Wünsche. Du kannst damit beginnen, dich zu fragen: *Welche Worte würde ich am liebsten jeden Tag hören?*

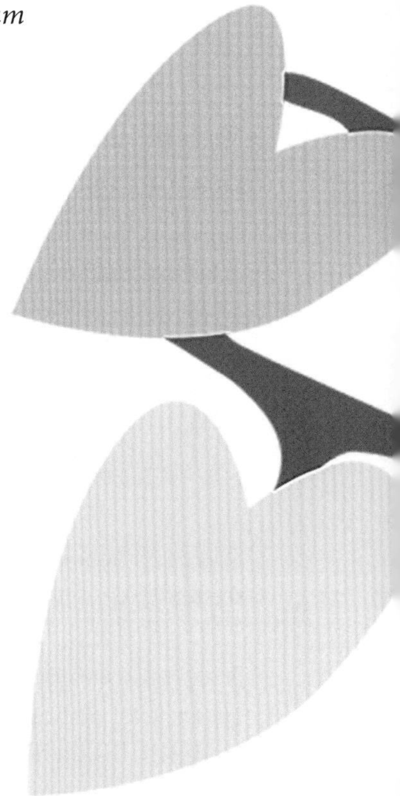

Liebevoller Wünschebaum nur für mich

»Ich wünsche mir, mich entspannt zu fühlen.«

»Ich wünsche mir, glücklich zu sein.«

»Ich wünsche mir, mutig zu sein.«

»Ich wünsche mir, stark zu sein.«

»Ich wünsche mir, mich zugehörig zu fühlen.«

»Ich wünsche mir, ein guter Freund/
eine gute Freundin zu sein.«

»Ich wünsche mir, mich sicher zu fühlen.«

»Ich wünsche mir, akzeptiert zu werden.«

»Ich wünsche mir, geliebt zu werden.«

Hänge die Wünsche an den Baum. Das sind alles Wünsche, die du dir selbst schicken kannst … und denk dran: du hörst deine Gedanken den ganzen Tag, also wähle sie weise aus.

Ein liebevoller Wünschebaum

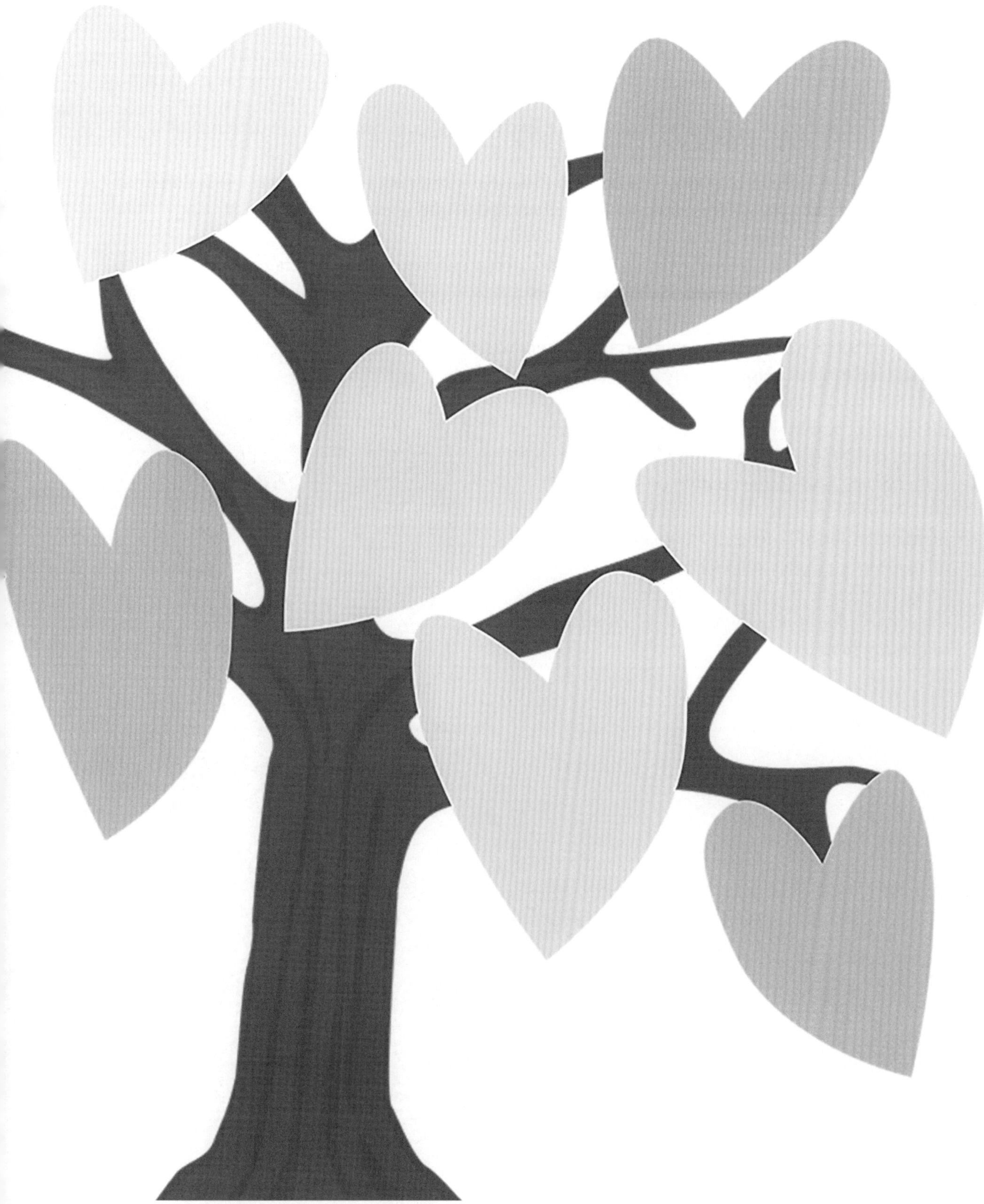

»Liebevolle Wünsche nur für mich«-Meditation

Du kannst üben, liebevolle Wünsche laut zu dir selbst zu sagen. So kannst du dir schnell eine neue Gewohnheit aufbauen! Achte darauf, wie dich die Worte beruhigen, wenn du aufgebracht bist.

(1) Schließe deine Augen und mach es dir bequem. Wenn du dich dabei wohl fühlst, lege deine Hand auf dein Herz oder auf eine andere Stelle, die dich beruhigt und umsorgt fühlen lässt.

(2) Nun folge der Spur deines Atems, wie er beim Einatmen durch deine Nase kommt, sich dann hinunter in deinen Brustbereich bewegt, in deinen Bauch und wieder hinaus.

(3) Wenn deine Hand auf deinem Herzen liegt, schau, ob du wahrnimmst, wie Hand, Herz und Atem sich zusammen bewegen. Halte kurz inne.

(4) Nun frage dich: Welche Worte würden mir helfen, wenn ich wütend bin oder eine schwere Zeit durchmache? Vielleicht sind dir schon liebevolle Worte eingefallen, die du gerne hören würdest. Oder vielleicht gibt es Worte, die dir deine Eltern oder Großeltern immer gesagt haben und an die du dich erinnern möchtest. Diese Worte sind für dich allein bestimmt, für niemanden sonst. Mache sie dir zu eigen. Verpflanze sie fest in deinem Herzen. Zum Beispiel: *Möge ich immer wissen, dass ich stark bin. Möge ich mich immer mutig fühlen. Möge ich mich friedlich und ruhig fühlen.*

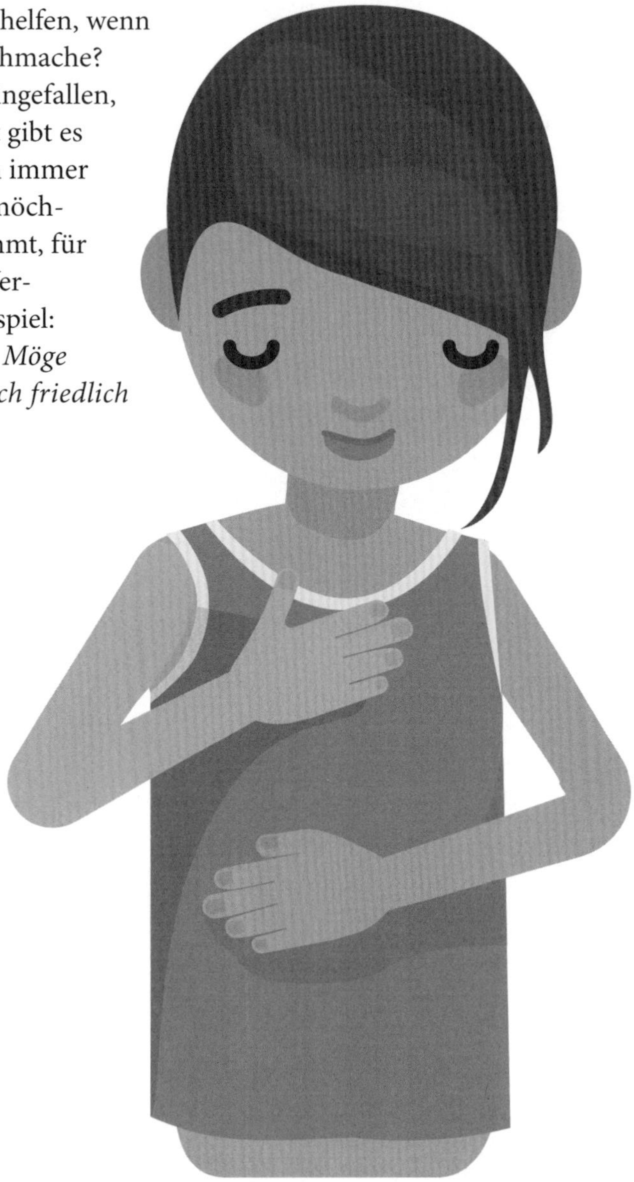

© Hobbs • Balentine, Therapie-Tools Selbstmitgefühl für Kinder. Beltz, 2024

»Liebevolle Wünsche nur für mich«-Meditation

(5) Sage diese Worte noch zweimal langsam zu dir selbst, um sicherzugehen, dass sie tief in deinem Herzen verankert sind.

(6) Nun, da du in dir ruhst, achte auf deinen Atem.

(7) Genieße nun einfach das gute Gefühl, welches die liebevollen Wünsche in dir auslösen.

Wenn du möchtest, kannst du an Momente denken, in denen es dir besonders gut tun würde, diese liebevollen Worte zu hören, und diese hier unten aufschreiben.

....

....

....

Wünschespaziergang im Wald

Einer Pflanze oder einem Tier in der Natur gute Wünsche zu schicken, ist eine weitere Möglichkeit, dein mutiges und freundliches Herz zu stärken. Du kannst einen Spaziergang in deiner Nachbarschaft, im Wald, am Strand oder sogar auf einem Wanderweg in den Bergen machen, wenn deine Eltern oder deine Erziehungsberechtigten es erlauben. Achte bei deinem Spaziergang auf die Sehenswürdigkeiten und Geräusche um dich herum. Wenn du ein interessantes Tier, eine Pflanze oder einen Baum siehst oder hörst, nimm dir einen Moment Zeit und schenke ihnen deine volle Aufmerksamkeit. Stelle dir vor, du hättest die scharfen Augen eines Falken oder die überempfindlichen Ohren eines Rehs. Sende einen freundlichen Wunsch an alles, was du entdeckst. Alle Pflanzen und Lebewesen brauchen Freundlichkeit. Du könntest zum Beispiel sagen: »Mögest du ein langes und gesundes Leben führen«. Du könntest auch Dankbarkeit für all die Dinge empfinden, die die Natur für dich bereithält, wie z. B. das Blätterdach, das dir Schatten spendet, oder die Reinigung der Luft, die du atmest. Wenn du magst, kannst du etwas mit nach Hause nehmen, das du auf deinem Spaziergang gefunden hast, z. B. eine Feder oder ein Blatt, und es in dieses Arbeitsbuch einkleben, oder du kannst etwas zeichnen, das du entdeckt hast.

Nimm dir etwas Zeit, um zu zeichnen oder aufzukleben, was du auf deinem Spaziergang entdeckt hast, und schreibe über deine Entdeckungen und über die guten Wünsche, die du in die Natur hinausgeschickt hast.

 © Hobbs • Balentine, Therapie-Tools Selbstmitgefühl für Kinder. Beltz, 2024

Wünschespaziergang im Wald

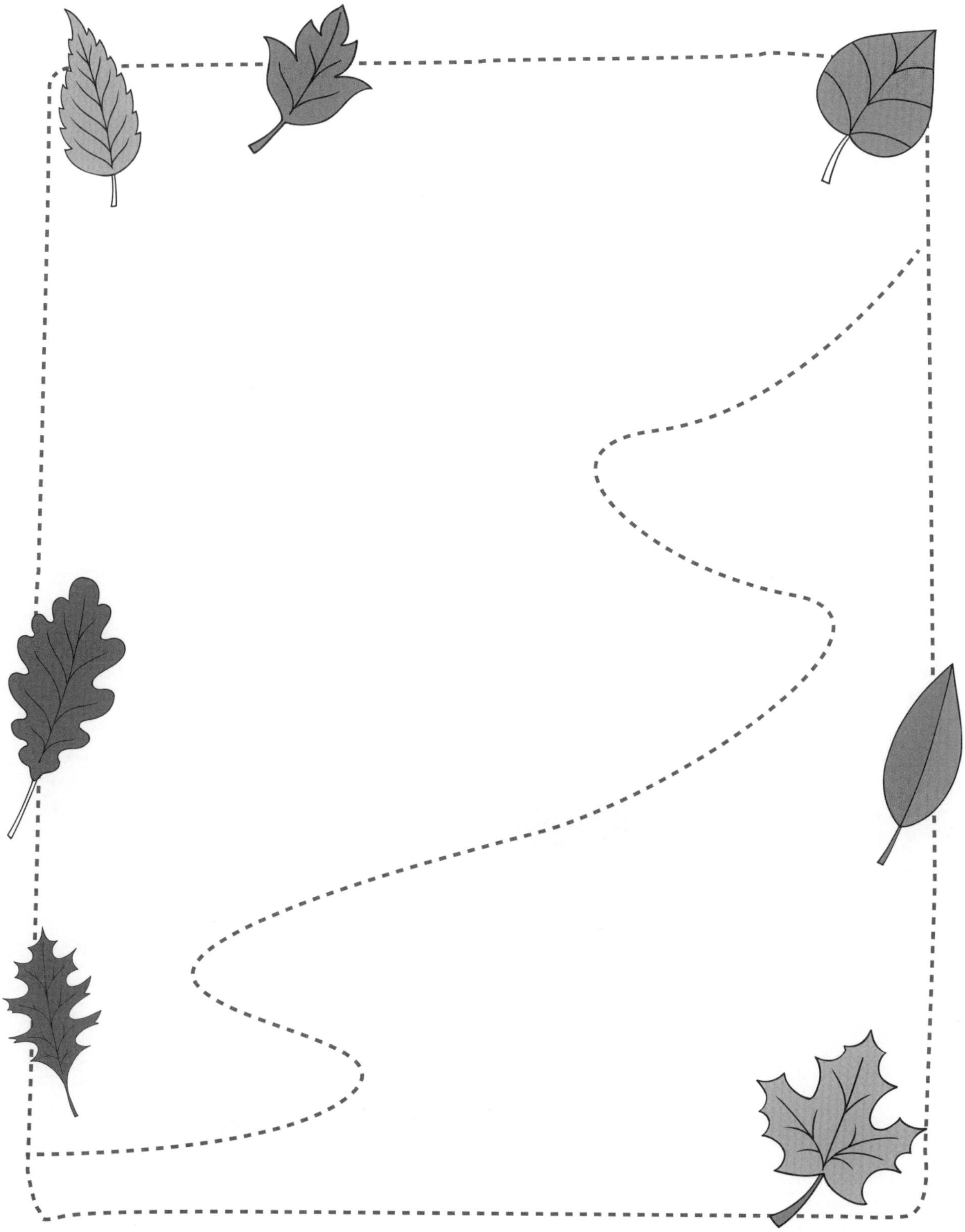

Kobra-Yogaübung

Eine Möglichkeit, Selbstfürsorge zu praktizieren, ist Bewegung. Hier ist eine Yogaübung, die dir helfen kann, deinen Rücken zu stärken und dein mutiges Herz zu öffnen. Sie kann in Stressmomenten helfen und ist eine gute Möglichkeit, freundlich zu deinem Geist, deinem Körper und deinem Herzen zu sein.

(1) Lege dich zunächst auf den Bauch, wobei die Beine ausgestreckt hinter dir liegen und die Fußspitzen flach auf dem Boden liegen sollen (Du kannst auch eine Yogamatte verwenden).

(2) Lege deine Hände flach neben deinen Schultern auf den Boden und spreize die Finger weit auseinander.

(3) Drück deine Hände in den Boden und strecke deine Arme durch, während du mit den Rückenmuskeln den Brustkorb anhebst.

(4) Während du deine Beine und Füße in den Boden drückst, strecke deinen gesamten oberen Körper nach oben, wie eine Kobra, und schau dabei zum Himmel auf.

(5) Atme zwei- bis viermal ein und aus und lege dich langsam wieder ab, um dich auszuruhen, wobei du den Kopf auf eine Wange stützt.

(6) Wiederhole die Haltung ein weiteres Mal und lege dann den Kopf auf die andere Wange.

Nimm dir einen Moment Zeit, um wertzuschätzen, dass du dich wie eine Kobra bewegen kannst, um deinen Körper lang und stark werden zu lassen!

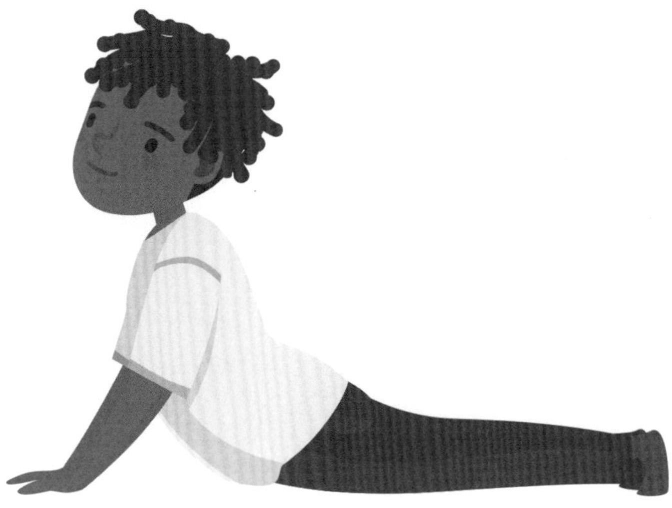

© Hobbs • Balentine, Therapie-Tools Selbstmitgefühl für Kinder. Beltz, 2024

Meine eigene Werkzeugkiste für »Wachsende Freundlichkeit«

Nun hast du noch mehr Werkzeuge, um freundlich zu dir selbst, anderen Kindern und allen Lebewesen in der Natur zu sein.

Kreuze die Übungen an, die du gelernt hast und nochmal ausprobieren möchtest.

- ☐ Samen der Freundlichkeit pflanzen
- ☐ Irre Fakten über Freundlichkeit
- ☐ Freundlichkeit atmen mit einem Windrad
- ☐ Liebevolle Freundlichkeit für jemanden, der dir wichtig ist
- ☐ Wie sieht Freundlichkeit aus?
- ☐ Wer ist in deiner Stiftebox?
- ☐ Was ist mit dir?
- ☐ Ein Rätsel für dich
- ☐ Ein liebevoller Wünschebaum
- ☐ »Liebevolle Wünsche nur für mich«-Meditation
- ☐ Wünschespaziergang im Wald
- ☐ Kobra-Yogaübung

TEILEN HEISST, SICH ZU KÜMMERN

Welche Übungen oder Ideen über Freundlichkeit würdest du gerne mit einem Freund oder einer Freundin teilen? Schreibe den Namen eines Freundes oder einer Freundin und eine Übung oder Idee auf, die du gerne mit ihr oder ihm teilen möchtest.

Der Name deines Freundes/deiner Freundin: ....

Was würdest du gerne mit ihm/ihr teilen? ....

....

....

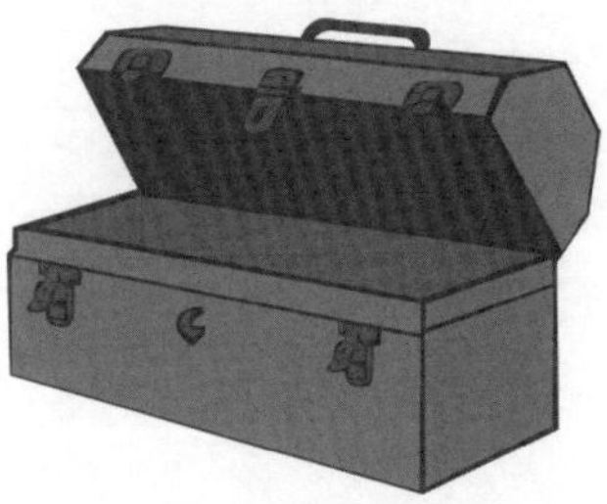

4 Mitgefühl ist deine Superkraft

Dieses Kapitel fokussiert sich auf das Thema Mitgefühl, welches die Autorinnen als Superkraft ansehen, die einen dabei unterstützen kann, anderen zu helfen. Mitgefühl anderen und sich selbst gegenüber kann man außerdem auf zwei verschiedene Arten zeigen: durch empathisch sein und indem man für sich und andere einsteht.

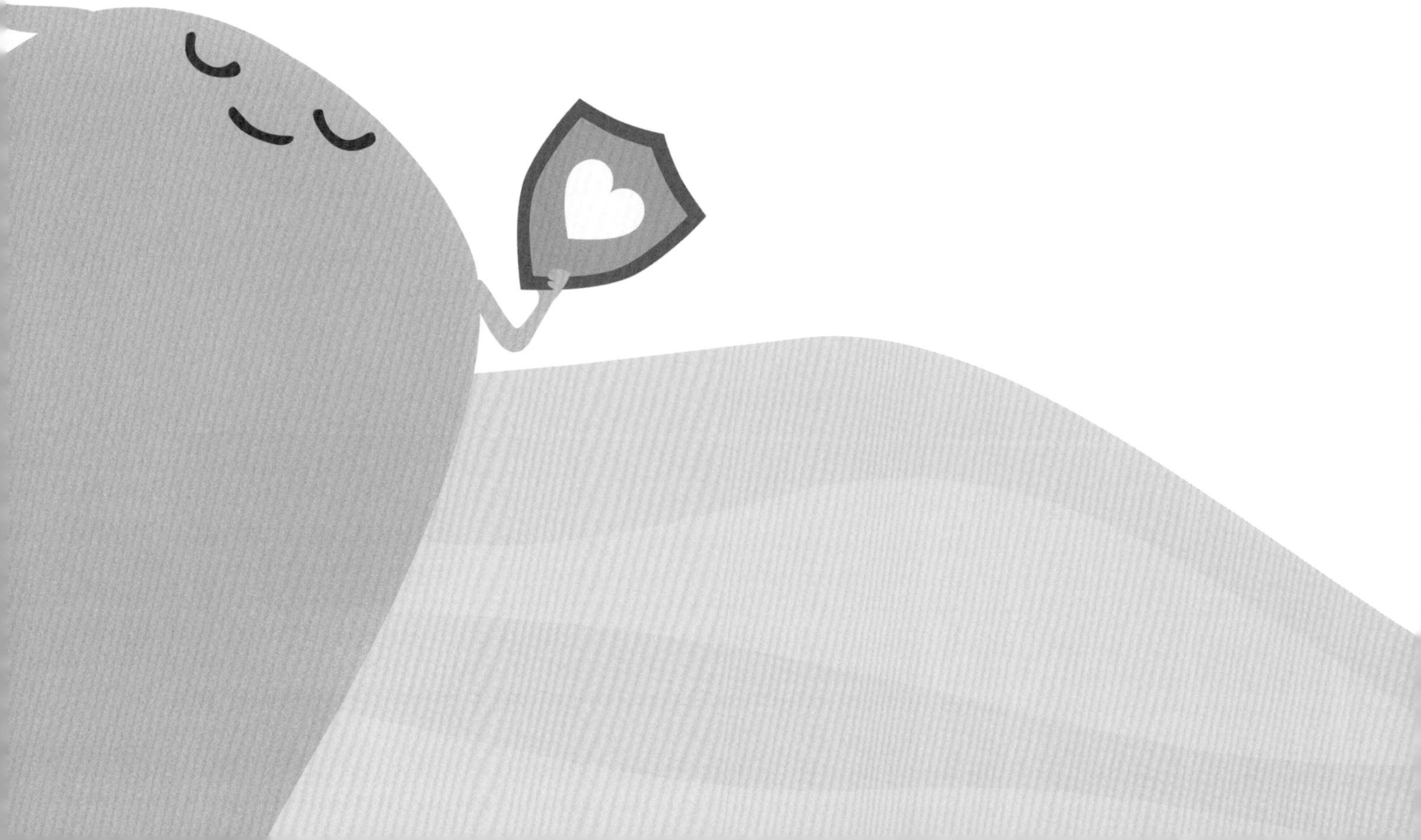

Info- und Arbeitsmaterialien

INFO 5 Mitgefühl

Mitgefühl zu haben ist wie eine Superkraft zu besitzen, die man immer anschalten kann, damit sie einem hilft, sich selbst und andere besser zu verstehen. Dieses Informationsblatt bietet Begriffsklärungen für *Mitgefühl* und *Empathie* und zeigt, wie die beiden zusammenhängen. Darüber hinaus stellt es zwei Arten von Mitgefühl vor: die sanfte und die kraftvolle Seite des Mitgefühls.

AB 35 Woher weißt du, was andere fühlen?

Die erste Übung dieses Kapitels gibt den Kindern eine kleine Einführung in das Thema *Mitgefühl* und erklärt, wie Menschen die Gefühle anderer erkennen können. Außerdem gibt es ein kleines Worträtsel zu lösen, für das man einen Spiegel braucht.

AB 36 Die wunderbare Macht der Empathie

Diese Übung enthält ein Leistengedicht, welches den Kindern Tipps gibt, wie sie Mitgefühl zeigen können. Die Kinder lernen außerdem Fähigkeiten für Mitgefühl kennen, wie zum Beispiel sich verletzlich zu zeigen, zu helfen oder sich zu entschuldigen.

AB 37 Wolken beobachten

Das Ziel dieser Übung ist es, mit den Kindern zu üben, durch gemeinsame Wolkenbeobachtung die Perspektive anderer einzunehmen, um die Dinge aus deren Sicht zu sehen, Mitgefühl zu praktizieren und nebenbei ihre Fantasie anzuregen. Bei einer anschließenden Malübung sollen die Kinder das Gesehene reproduzieren und sich darüber austauschen.

AB 38 Deinen Platz in den Herzen anderer finden

Dieses Arbeitsblatt erklärt den Kindern zunächst den Unterschied zwischen Empathie und Mitgefühl. Die Kinder sollen praktizieren, an andere zu denken, denen es gerade nicht so gut geht, und, ihnen gute Wünsche senden.

AB 39 Erweitere deinen Kreis des Mitgefühls

Bei dieser Übung sollen die Kinder darüber nachdenken, wer ihnen alles wichtig ist und wem sie außer diesen noch ihr Mitgefühl schicken können. Die Namen und Ideen sollen dann in drei umeinanderliegende Kreisringe eingetragen werden.

AB 40 »Ein Kind genau wie ich«-Meditation

Dieses Arbeitsblatt enthält eine Anleitung für eine Meditation für Kinder, bei der ihnen bewusst werden soll, dass alle Kinder ähnliche Wünsche, Ängste und Gefühle haben wie sie selbst. Dadurch soll es ihnen leichter fallen, mit den Sorgen und Wünschen anderer Kinder mitzufühlen und sie sollen üben, ihnen gute Wünsche und Gedanken zu senden und somit Mitgefühl praktizieren. Zu dieser Übung ist eine Audioaufnahme auf beltz.de verfügbar.

AB 41 Boot-Yogaübung zu zweit

Das Gleichgewicht zu halten ist in fast jeder Lebenslage von Bedeutung. Mit dieser Boot-Yogaübung können die Kinder am eigenen Körper erfahren, wie man Balance hält und wie sich das Beisein eines/einer Partner:in auf diese auswirkt. Auch allein kann man diese Übung ausführen und nochmal gezielter darauf achten, die Anspannung welcher Muskeln einen positiven Einfluss auf das Gleichgewicht hat.

AB 42 Mitgefühl schafft Verbindungen

Wenn man Mitgefühl zeigt, erschafft und stärkt das die Verbindung zu anderen. Bei dieser Bastelübung können die Kinder einerseits feststellen, dass Verflechtungen bzw. Verbindungen (zu anderen) dafür sorgen, dass sie und andere gestärkt hervorgehen. Andererseits sollen diese Übung und die Ergebnisse das Kind daran erinnern, was Mitgefühl für Vorteile hat und können ggf. auch als Geschenk dienen.

AB 43 Herz-zu-Herz-Atmung
Diese Atemübung mit einem/einer Partner:in bietet Kindern die Möglichkeit, durch gemeinsames Atmen Rücken an Rücken, zu versuchen, die Gefühle des anderen einzuschätzen. Im Anschluss soll die Übung reflektiert werden. Zu dieser Übung ist eine Audioaufnahme auf beltz.de verfügbar.

AB 44 Sanftes und kraftvolles Mitgefühl
Es werden den Kindern zwei Arten von Mitgefühl vorgestellt, wo die bisherigen Übungen alle das sanfte Mitgefühl thematisiert haben. Die Kinder sollen lernen, dass auch Grenzen zu setzen und für sich und andere einzustehen eine Art Mitgefühl ist, nämlich das sogenannte *kraftvolle Mitgefühl.* Bei dieser Übung lernen die Kinder verschiedene Beispiele für Mitgefühl kennen, die sie dann einer der beiden Arten zuordnen sollen.

AB 45 Ein Hinweis für dein mutiges Herz
Dieses Kapitel schließt mit einem kleinen Rätsel für die Kinder, in der eine Nachricht entschlüsselt werden soll, die die Bedeutung von Mitgefühl prägnant zusammenfasst.

AB 46 Meine eigene Werkzeugkiste für »Mitgefühl ist meine Superkraft«
Diese Vorlage nennt nochmal jede der Übungen aus dem Kapitel, damit das Kind reflektieren kann, welche es besonders hilfreich fand und nochmal ausprobieren möchte. Dadurch sammelt es Strategien, mit denen es herausfordernde Situationen besser bewältigen kann.

Mitgefühl

Warst du jemals mit einem Freund oder einer Freundin zusammen, der oder die auf irgendeine Weise verletzt wurde? Vielleicht wurden seine oder ihre Gefühle verletzt? Oder er oder sie war krank? Es ist nicht immer leicht zu wissen, wie man anderen helfen kann, wenn sie eine schwere Zeit durchmachen. Aber es gibt eine Superkraft, die du stärken kannst, um dir in solchen Momenten zu helfen. Diese Superkraft heißt Mitgefühl und sie ist eine Möglichkeit, anderen zu zeigen, dass sie dir wichtig sind. Mitgefühl ist eine Art und Weise, ein Freund für andere zu sein. Wenn du diese Superkraft der Fürsorge für dich und andere einsetzt, macht das die Welt zu einem besseren Ort und stärkt auch dein Gehirn!

Ein wichtiger Teil des Mitgefühls ist es zu erkennen, dass jemand anderes zu kämpfen hat. Wir können erkennen, dass es anderen schlecht geht, weil wir fühlen können, was sie fühlen. Wusstest du, dass Gefühle »ansteckend« sein können? Dein Gehirn weiß genau, wie es dir helfen kann, die Gefühle anderer aufzufangen. Das nennt man Empathie. Hier kannst du dein eigenes Einfühlungsvermögen in Aktion erleben. Die supersensiblen Gehirnzellen, die Empathie auslösen, können dir auch helfen, die Dinge aus der Sicht einer anderen Person zu sehen.

Je mehr Einfühlungsvermögen du hast, desto mehr stärkst du die Fähigkeit deines Gehirns, deine Superkraft des Mitgefühls auszubauen!

Nur damit du es weißt: Mitgefühl hat zwei Seiten. Die zärtliche Seite des Mitgefühls kennst du bereits. Es ist die liebevolle, freundliche und sanfte Seite des Mitgefühls. Die andere Seite des Mitgefühls ist die, die es dir ermöglicht, hart und stark zu sein, wenn es nötig ist (Neff, 2021). Auf den folgenden Arbeitsblättern wirst du die starke Seite des Mitgefühls entdecken, die dich in Zeiten der Not beschützen kann.

© Hobbs • Balentine, Therapie-Tools Selbstmitgefühl für Kinder. Beltz, 2024

Woher weißt du, was andere fühlen?

Empathie ist eine besondere Fähigkeit unseres Gehirns, die es uns ermöglicht, zu fühlen, was andere fühlen. Wenn deine Freundin zum Beispiel verletzt oder enttäuscht ist, kannst du ihre Enttäuschung spüren. Empathie bedeutet, in die Schuhe eines anderen zu schlüpfen und die Dinge aus dessen Sicht zu sehen.

Wie funktioniert das? Wir haben spezielle Zellen in unserem Gehirn, die uns zurückspiegeln, was eine andere Person fühlt, so wie ein Spiegel das eigene Bild zurückwirft. Diese Spiegelneuronen ermöglichen es dir, die gleichen Gefühle wie jemand anderes zu empfinden. Dieselben Spiegelneuronen können dich auch dazu bringen, das Verhalten einer anderen Person zu imitieren, wie zum Beispiel Gähnen. Du hast vielleicht schon bemerkt, dass du, wenn du jemanden gähnen siehst, auch gähnen musst.

Löse das Worträtsel:

Halte diese Seite des Buches vor einen Spiegel.

Lese das untenstehende Wort im Spiegel.

Schreibe es auf die Linie darunter.

MITGEFÜHL

....

Die wunderbare Macht der Empathie

Lese das Leistengedicht, um zu erkennen, wie Mitgefühl dabei hilft, die Welt zu einem besseren Ort zu machen!

E rfahre die Gedanken der anderen.

M ach den ersten Schritt und frage nach.

P robiere, nachzuempfinden, was andere fühlen.

A kzeptiere, wenn andere manche Themen nicht vertiefen wollen.

T rau dich, dich selbst verletzlich zu zeigen.

H ilf anderen, denen es nicht gut geht.

I dentifiziere die Gefühle anderer und fühle sie mit.

E ntschuldige dich bei anderen, wenn du sie verletzt hast.

Male die Buchstaben an, die das Wort »Empathie« ergeben, und kreise die Fähigkeiten in dem Gedicht ein, welche dir helfen werden, dich stark zu fühlen.

Wolken beobachten

Hast du schon einmal Wolken beobachtet? Das Beobachten von Wolken ist eine wunderbare Möglichkeit, die eigene Fantasie einzusetzen! Das macht besonders an windigen Tagen Spaß, wenn sich die Wolken schnell bewegen und unterschiedliche Formen bilden. Wolken-beobachten mit einem Freund oder einer Freundin ist eine gute Möglichkeit, um zu üben, die Dinge aus dem Blickwinkel einer anderen Person zu sehen.

Mach diese Übung mit einem Freund:

Legt euch auf eine Wiese oder, wenn es zu kalt ist, auf den Boden in deinem Haus, aber achtet darauf, dass ihr den Himmel und die vorbeiziehenden Wolken gut sehen könnt. Während ihr die Wolken beobachtet, könnt ihr abwechselnd mit eurem Freund auf die Wolkenformationen hinweisen und erzählen, wie sie für euch aussehen. Wenn einer von euch erzählt, was er sieht, kann der andere versuchen, das Gleiche zu sehen. Vielleicht muss dir dein Freund zeigen, wo er das Bild in den Wolken sieht. Beobachtet weiter, um zu sehen, wie sich die Form verändert und welche neue Form die Wolke annimmt. **Wenn ihr mit der Wolkenbetrachtung fertig seid, nutzt den Platz hier, um die Formen und Figuren zu zeichnen, die du und dein Freund in den Wolken entdecken konntet.**

Wolken beobachten

© Hobbs • Balentine, Therapie-Tools Selbstmitgefühl für Kinder. Beltz, 2024

Deinen Platz in den Herzen anderer finden

Nachdem du nun über Empathie gelernt hast, bist du nun bereit, die Superkraft deines Mitgefühls zu stärken.

Empathie ist eine Art und Weise, Dinge aus der Perspektive eines anderen zu sehen.

Mitgefühl ist eine Art und Weise wie du anderen zeigen kannst, dass sie dir wichtig sind. Nutze diese Superkraft, um dich um andere zu kümmern und die Welt zu einem besseren Ort zu machen! **In die Herz-Vorlage kannst du nun den Namen von einer Person schreiben, von der du denkst, dass sie etwas Fürsorge gebrauchen könnte.** Während du diese Person in deinem Herzen trägst, schicke ihr einen liebevollen Wunsch und male das Herz aus.

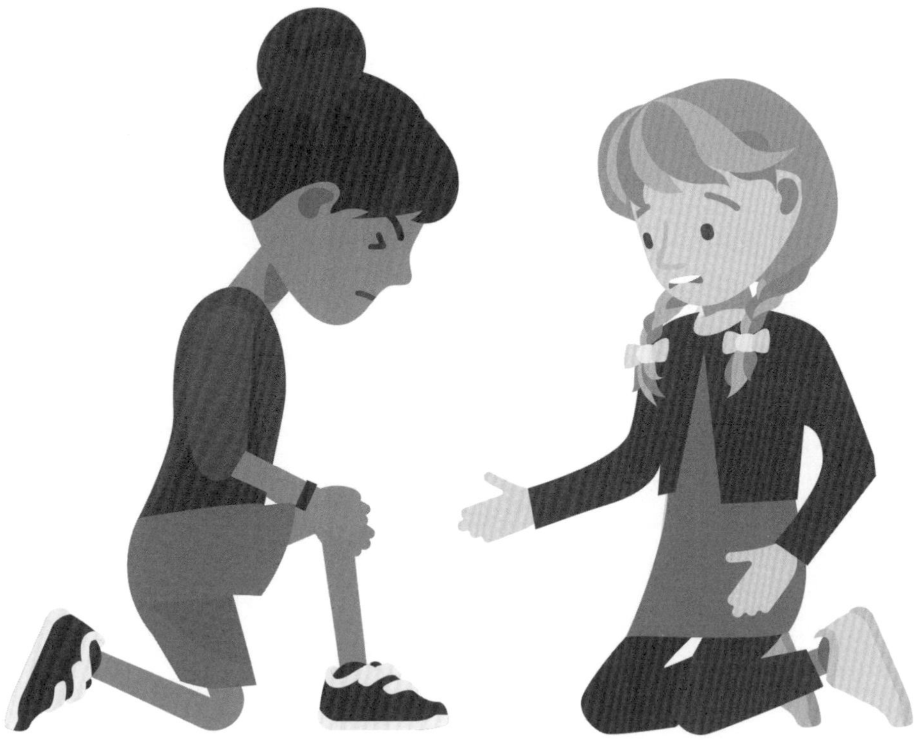

Deinen Platz in den Herzen anderer finden

Erweitere deinen Kreis des Mitgefühls

Der Kreis des Mitgefühls ist eine Möglichkeit, um alle, die dir wichtig sind, in dein Herz zu lassen. Diese Übung zum Kreis des Mitgefühls, gibt dir die Chance, alle Menschen aufzuzählen, die dir am Herzen liegen. Das kann Personen aus deiner Familie einschließen, deine Freunde oder auch jemanden, der weit weg ist.

Mitgefühl kann jedem Menschen auf dieser Welt helfen. Kinder sind sich recht ähnlich und haben auch ähnliche Wünsche für sich selbst, auch wenn sie unterschiedlich aussehen oder eine andere Sprache sprechen. Zu wissen, dass alle Kinder und ihre Wünsche für sich ähnlich sind, macht es einfacher, sie in deinen Kreis des Mitgefühls aufzunehmen.

Nun kannst du deinen eigenen Kreis des Mitgefühls erstellen.

In den drei Kreisen:

(1) Zeichne all die, die dir am nächsten stehen, in die Mitte.

(2) In den nächsten umliegenden Kreis, zeichne andere, die dir auch wichtig sind, aber du nicht ganz so gut kennst. Das kann auch Teile der Natur oder Tiere miteinschließen.

(3) In dem äußersten Kreis kannst du Menschen aus anderen Kulturen oder Ländern zeichnen, die du kennst.

© Hobbs • Balentine, Therapie-Tools Selbstmitgefühl für Kinder. Beltz, 2024

Erweitere deinen Kreis des Mitgefühls

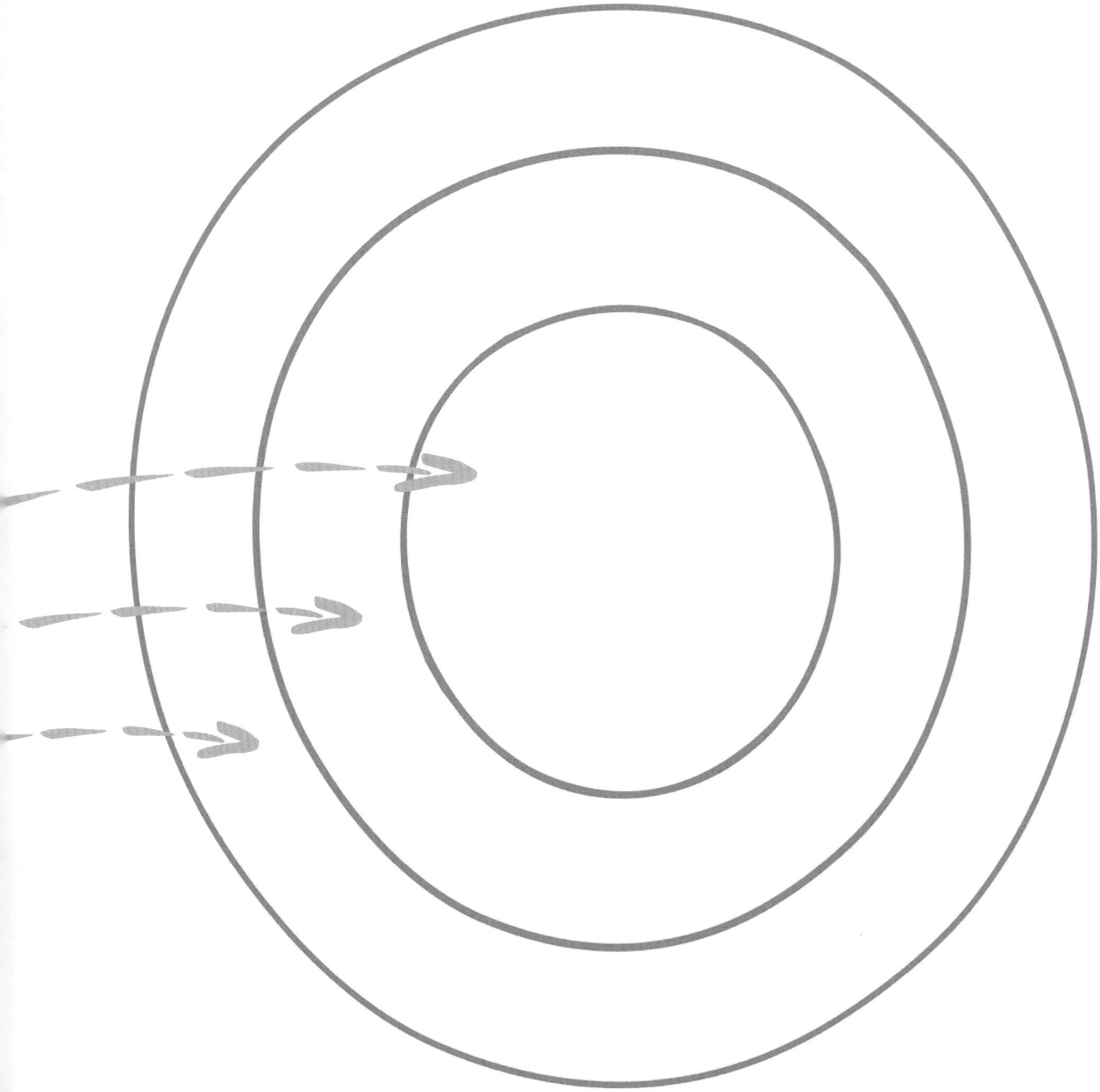

»Ein Kind genau wie ich«-Meditation

Hier hast du die Chance zu erkennen, was alle Kinder gemeinsam haben und dass sie ähnliche Wünsche für sich haben, auch wenn sie unterschiedlich aussehen oder weit voneinander entfernt wohnen. Das zu wissen, kann es einfacher für dich machen, sie in deinen Kreis des Mitgefühls aufzunehmen.

Anleitung:

Leg dich hin und mach's dir gemütlich. Schließe auch die Augen, wenn du möchtest. Nimm ein paar tiefe Atemzüge, um dich zur Ruhe zu bringen und denk an eine Freundin oder jemanden, den du kennst. Dann lass dir ein paar Dinge über dieses Kind bewusst werden:

Dieses Kind ist ein Mensch … genau wie ich.

Dieses Kind hat Gefühle und Gedanken … genau wie ich.

Dieses Kind wurde verletzt, wütend, traurig oder enttäuscht … genau wie ich.

Dieses Kind möchte Freunde finden und glücklich sein … genau wie ich.

Dieses Kind möchte sich sicher, gesund und geliebt fühlen … genau wie ich.

Öffne deine Augen und schreibe auf, wie du dich während dieser Übung gefühlt hast und was du gedacht hast.

....

....

....

»Ein Kind genau wie ich«-Meditation

Nun schließe deine Augen erneut und schau, ob du diesem Kind ein paar gute Wünsche schicken kannst:

> *Ich wünsche mir für das Kind, dass es mutig und stark ist.*
>
> *Ich wünsche mir für das Kind, dass es immer weißt, dass es Freunden und Familie wichtig ist.*
>
> *Ich wünsche mir für das Kind, dass es an sich selbst glaubt.*
>
> *Ich wünsche mir für das Kind, dass es glücklich ist, denn das Kind hat es verdient glücklich zu sein … genau wie ich.*

Wenn du dich bereit fühlst, öffne langsam deine Augen. **Nimm dir einen Moment Zeit, deinen größten Wunsch für das Kind in die Herzform zu schreiben.**

Denkst du, es wäre hilfreich, wenn wir uns alle gegenseitig jeden Tag gute Wünsche zusenden würden?

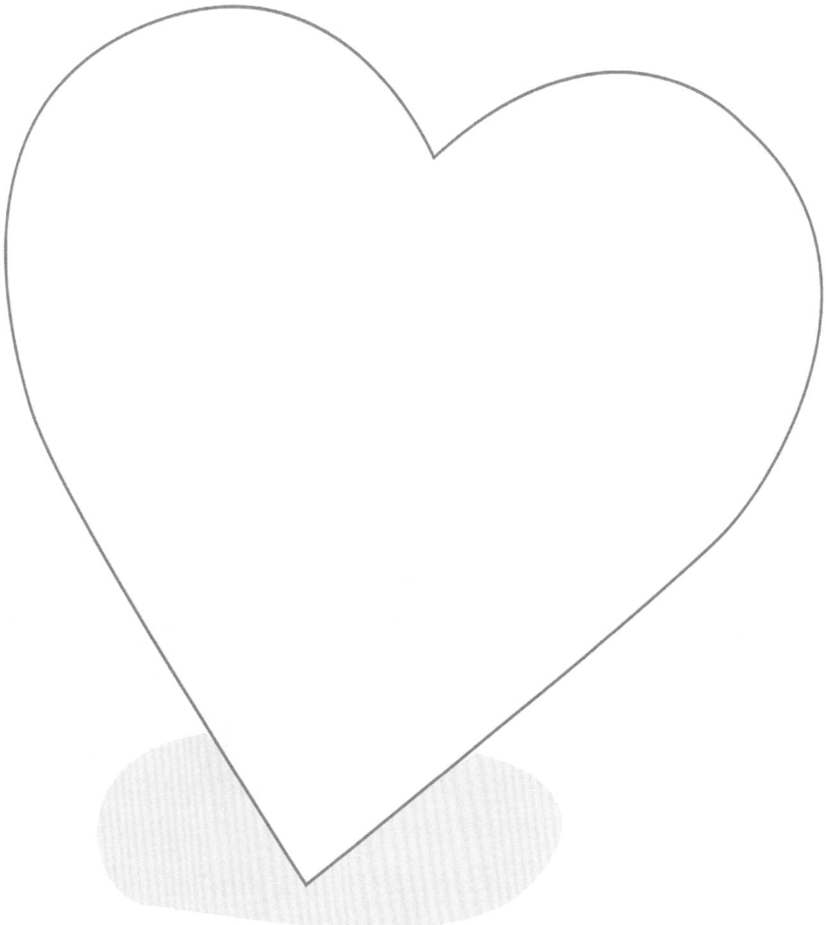

Boot-Yogaübung zu zweit

Wie du weißt, brauchen Boote Balance, um im Wasser nicht umzukippen. Bei dieser Übung übst du, dein Gleichgewicht zu halten wie ein Boot. Das ist eine spaßige Möglichkeit deine Muskeln und deine Verbindung zu anderen zu stärken. Während du das Gleichgewicht suchst, schau, welche Muskeln du nutzen musst, um es zu erreichen. Hinweis: es sind die Muskeln, die dir auch dabei helfen, aufrecht am Schreibtisch zu sitzen.

Frag jemanden, ob er die Übung mit dir zusammen macht.

(1) Setz dich gegenüber von deinem Partner mit deinen Füßen am Boden und angewinkelten Beinen hin.

(2) Stelle deine Hände hinter deinen Hüften auf dem Boden ab während ihr eure Fußsohlen zusammenbringt.

(3) Dann müsst ihr beide eure Beine vom Boden heben, während eure Fußsohlen in die des Partners drücken.

(4) Nutze zunächst deine Hände um nicht das Gleichgewicht zu verlieren. Dann beugt ihr eure Knie und greift nach den Händen eures Partners, eine Hand nach der anderen.

(5) Wenn ihr jetzt eure Hände haltet, lehnt euch beide zurück und hebt euren Brustkorb an und schaut, ob ihr eure Beine hochnehmen könnt, während eure Füße noch immer zusammenpressen.

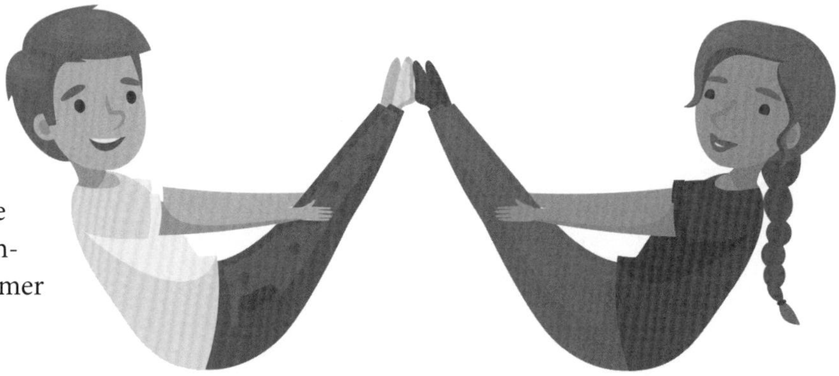

Boot-Yogaübung zu zweit

(6) Während du dir so vorstellst, wie euer Boot die Strömung hinabfließt, schau, ob du deine Beine strecken kannst, während eure Fußsohlen zusammenpressen.

(7) Schau, welche Muskeln du dabei benutzt.

(8) Nun beuge deine Knie wieder, stelle deine Füße auf dem Boden ab und lass die Hände deines Partners wieder los.

(9) Probiere die Boot-Übung noch ein, zwei weitere Male aus, um zu sehen, ob es jedes Mal leichter wird!

(10) Lege dich nun wieder hin und entspanne dich. Das hast du dir verdient!

Kreise die Körperteile ein, bei denen du gemerkt hast, dass sie die Boot-Übung erleichtern:

- Bauch
- Rücken
- Arme
- Gesicht
- Zehen
- Finger
- Kopf
- Brust(-korb)
- Lungen
- Beine
- Füße
- Nase

Wenn du versuchen möchtest, allein das Gleichgewicht deines Bootes zu halten, versuche mal folgendes:

(1) Starte sitzend auf dem Boden mit ausgestreckten Beinen und deinen Händen auf dem Boden hinter deinen Hüften.

(2) Beuge nun deine Knie, hebe deine Füße vom Boden und hebe deine Arme so an, dass sie vor dir ausgestreckt sind und deine Handflächen einander zugewandt sind.

(3) Wenn du bereit bist, fange an deine Beine zu strecken. (Du kannst hier auch mit Hilfe einer Wand arbeiten, indem du deine Füße mit gestreckten Beinen an der Wand ablegst).

(4) Dann, ganz langsam und eins nach dem anderen, bewege deine Arme bis sie neben deinen Beinen sind und hebe deinen Brustkorb an.

Manchmal musst du langsam anfangen, wenn du herausfordernde Übungen wie diese allein machst. Aber gib nicht auf … Balance ist für viele Dinge im Leben wichtig!

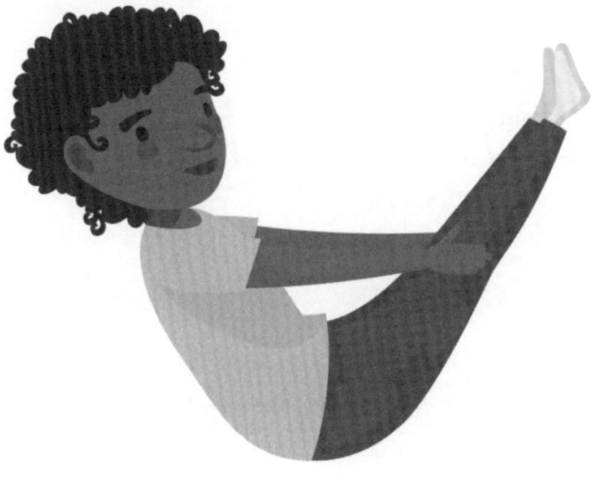

Mitgefühl schafft Verbindungen

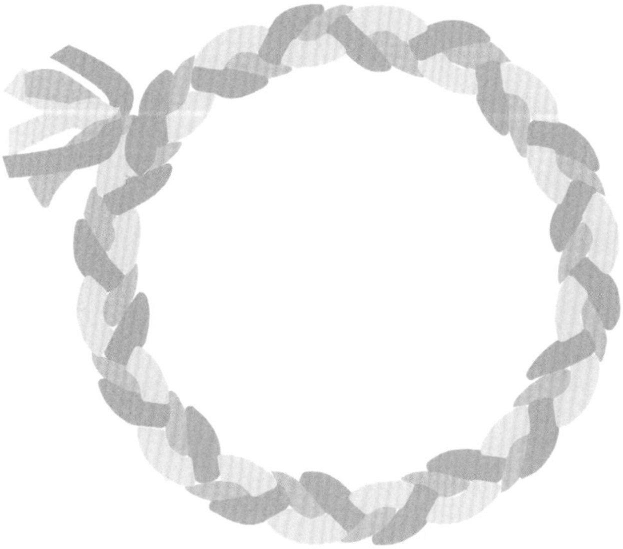

Für jemanden da zu sein, der eine schwere Zeit durchlebt, kann deine Verbindung zu der Person stärken und dich selbst auch besser fühlen lassen!

Du kannst ein Mitgefühl-Armband für dich selbst basteln oder auch als Geschenk für jemanden, der dir wichtig ist oder dem du wichtig bist.

Materialien, die du benötigst:
3 einzelne Stoffstreifen von 30 cm Länge und 1,5 cm Breite von einem alten T-Shirt, eine Schere, die scharf genug ist, um Stoff zu schneiden, ein Klemmbrett oder etwas anderes, um deine Stoffteile fixieren zu können.

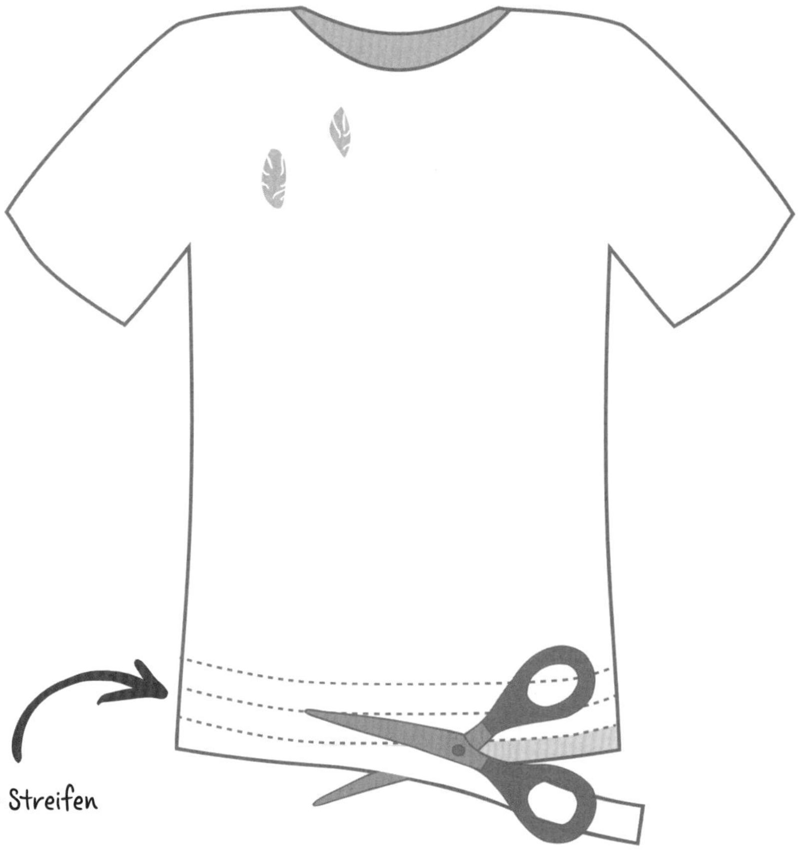

Mitgefühl schafft Verbindungen

Vielleicht magst du deine Eltern oder Erziehungsberechtigten oder einen anderen Erwachsenen um Hilfe fragen, um deine Stoffstreifen zu schneiden.

Anleitung

(1) Nimm deine drei Stoffstreifen und binde sie an einem Ende mit einem Knoten zusammen.

(2) Das Ende des Knotens kannst du nun an dem Klemmbrett befestigen.

(3) Nun flechte die drei Teile zusammen: Ziehe die drei Streifen zunächst auseinander, bevor du mit dem Flechten beginnst. Nimm den linken Streifen und kreuze ihn über den rechts davon. Nimm dann den rechten Streifen und lege ihn über den mittleren. Das machst du dann immer im Wechsel, erst links, dann wieder rechts, und legst die Streifen dann jedes Mal über den mittleren.

(4) Wenn du zum Ende kommst, löse den Knoten und knote beide Seiten des Armbands zusammen, sodass es die richtige Länge hat, damit es dir passt.

(5) Mache dann einen zweiten Knoten und schneide den überstehenden Rest Stoff ab.

Ist dir aufgefallen, dass die Verflechtung der Streifen das Material für das Armband verstärkt hat, im Vergleich zu so, wie es beim einzelnen Streifen war? Dieses Armband soll dich daran erinnern, wie Mitgefühl dich mit anderen verbinden und dich stärken kann.

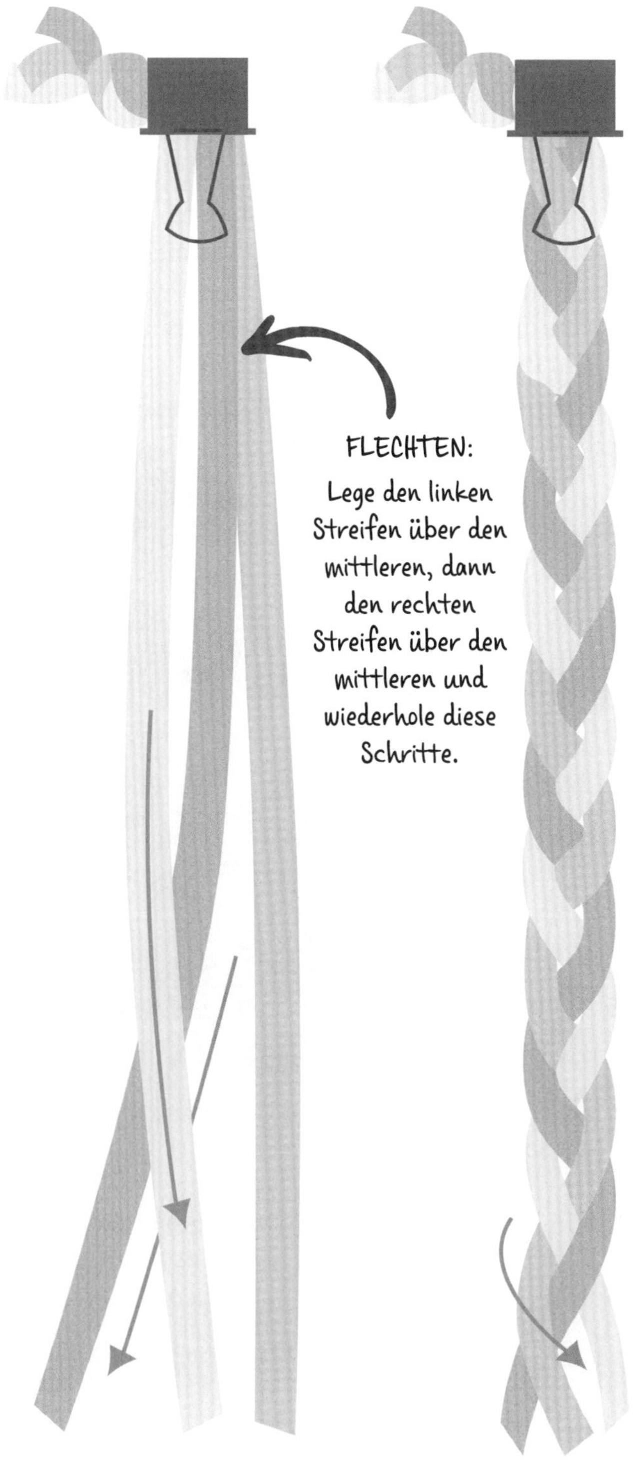
FLECHTEN:
Lege den linken Streifen über den mittleren, dann den rechten Streifen über den mittleren und wiederhole diese Schritte.

Herz-zu-Herz-Atmung

(1) Die Herzatmung zusammen mit einer Freundin oder jemand anderem, der dir etwas bedeutet, auszuprobieren, ist eine Möglichkeit, sich darauf einzustimmen, wie es dem anderen geht. Während du mit deiner Freundin zusammensitzt, spürst du, wie es sich anfühlt, gemeinsam zu atmen. Und wenn du dieser Person gute Wünsche senden möchtest, kannst du beim Ausatmen einfach einen freundlichen Gedanken senden. Achte darauf, dass du dich selbst miteinbeziehst, wenn du merkst, dass du einen guten Wunsch gebrauchen könntest. Du kannst Freundlichkeit für dich selbst einatmen und Freundlichkeit für deine Freundinnen wieder ausatmen.

(2) Setz dich im Schneidersitz oder mit angewinkelten Knien auf den Boden, während du dich gegen den Rücken deiner Freundin lehnst.

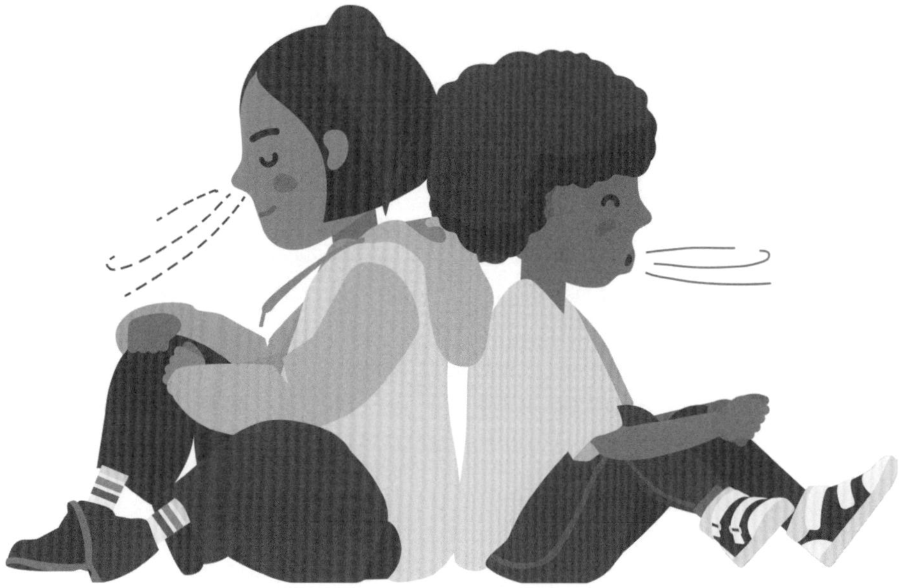

(3) Lege eine Hand auf deinen Bauch und die andere auf deinen Brustkorb. Atme tief ein, und wieder aus.

(4) Nimm wahr, wie sich dein Brustkorb und dein Bauch bei jedem Atemzug heben und senken.

(5) Schau, ob du das noch zweimal wiederholen kannst. Halte inne.

 © Hobbs • Balentine, Therapie-Tools Selbstmitgefühl für Kinder. Beltz, 2024

Herz-zu-Herz-Atmung

(6) Wenn du weiter atmest, schau, ob du den Atem deiner Freundin spürst. Fühlst du ihre Atmung? Hörst du ihre Atmung? Kannst du spüren, wie sich ihr Rücken erweitert und zusammenzieht, während du atmest?

(7) Nun atmet mal gemeinsam. Versuch deine Atmung an die deiner Freundin anzupassen. Halte kurz inne.

(8) Wenn du deine Atmung fortsetzt, schau, ob du ein wenig Freundlichkeit oder Mitgefühl für dich selbst einatmen kannst, und wenn du ausatmest, könntest du deiner Freundin etwas Freundlichkeit oder Mitgefühl schicken. Halte inne.

(9) Nimm wahr wie es sich anfühlt, zusammen und füreinander zu atmen.

(10) Öffne deine Augen und gib deiner Freundin ein High Five!

Wie war das mit jemand anderem Rücken an Rücken zu atmen?

....

....

....

Jetzt kreise die Gefühle ein, die beschreiben, wie du dich am Ende dieser Atemübung gefühlt hast:

GLÜCKLICH ENTSPANNT VERBUNDEN

WARM AUFGEREGT

Oder drücke in deinen eigenen Worten aus, wie du dich gefühlt hast:

....

Sanftes und kraftvolles Mitgefühl

In der vorherigen Übung hast du erlebt, was **sanftes Mitgefühl** ist, welches dir erlaubt, sanftmütig und annehmend dir selbst und anderen gegenüber zu sein. Das ist jedoch nur eine Seite von Mitgefühl. Die andere Seite stärkt dich und hilft dir, »Nein« zu Dingen zu sagen, die dir schaden. Diese Art von Mitgefühl hilft dir, zu handeln, für dich selbst und andere einzustehen wenn es nötig ist oder Dinge zu verändern, die dein Wohlbefinden steigern. Das nennt man **kraftvolles Mitgefühl**. Das ist ungefähr so, als würde man seine eigene Bärenmama in sich tragen (Neff, 2021).

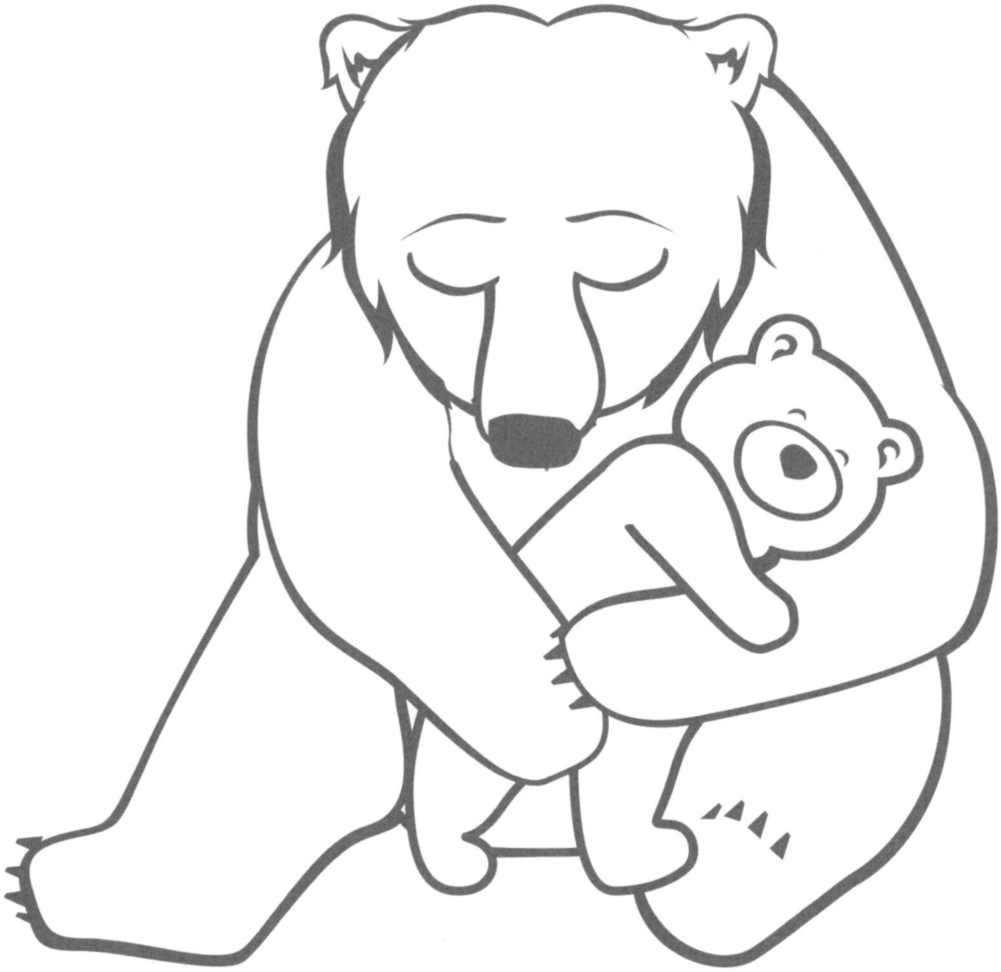

 © Hobbs • Balentine, Therapie-Tools Selbstmitgefühl für Kinder. Beltz, 2024

Sanftes und kraftvolles Mitgefühl

Schau dir die Abbildungen der zwei Bären an. Einer ist sanft, der andere kraftvoll. **Verbinde jedes Beispiel von Mitgefühl mit dem richtigen Bären.**

- Dir selbst oder einem Freund eine Umarmung geben
- Für einen Freund einstehen, der gemobbt wird
- »Nein« zu etwas sagen, was schlecht für dich oder andere ist
- Dich selbst oder andere mit freundlichen Worten ermutigen
- Eine beruhigende Atemtechnik üben, um dich zu beruhigen
- Für den Umweltschutz stark machen

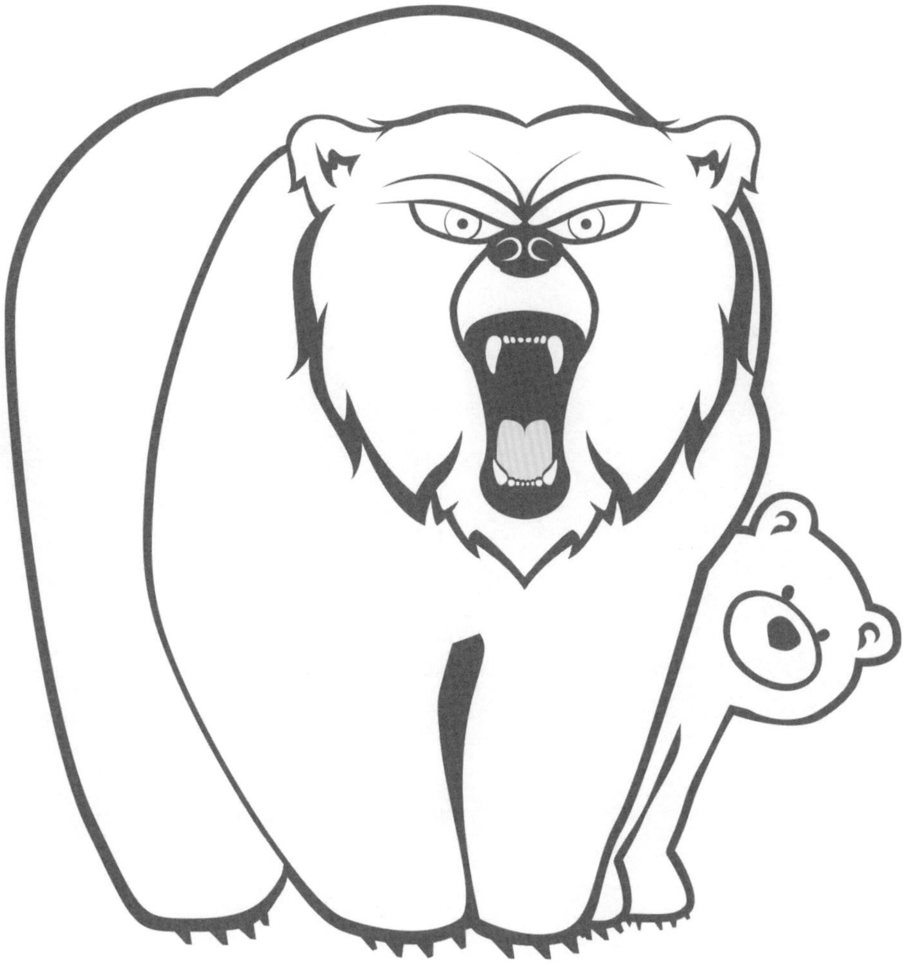

Ein Hinweis für dein mutiges Herz

Nutze die Entschlüsselungstabelle, um eine Nachricht an dich zu entziffern. Die Lösung findest du am Ende des Arbeitsblatts.

Entschlüsselungstabelle:

A	B	C	D	E	F	G	H	I	J	K	L	M	N	O
1	2	3	4	5	6	7	8	9	10	11	12	13	14	15

P	Q	R	S	T	U	V	W	X	Y	Z	Ä	Ö	Ü
16	17	18	19	20	21	22	23	24	25	26	27	28	29

Nachricht an dich:

__ __ __ __ __ __ __ __ __   __ __ __   __ __ __ __ __
13 9 20 7 5 6 29 8 12   9 19 20   13 5 9 14 5

__ __ __ __ __ __ __ __ __ __
19 21 16 5 18 11 18 1 6 20

Entschlüsselte Nachricht: Mitgefühl ist meine Superkraft

 © Hobbs • Balentine, Therapie-Tools Selbstmitgefühl für Kinder. Beltz, 2024

AB 46 • K

Meine eigene Werkzeugkiste für »Mitgefühl ist meine Superkraft«

Jetzt hast du gelernt, wie du deinen Mitgefühl-Muskel aufbauen kannst und wie du diese Superkraft dann nutzen kannst, um dich um andere zu kümmern.

Kreuze die Übungen an, die du gelernt hast und nochmal ausprobieren möchtest.

- ☐ Woher weißt du, was andere fühlen?
- ☐ Erweitere deinen Kreis des Mitgefühls
- ☐ Mitgefühl schafft Verbindungen
- ☐ Die wunderbare Macht der Empathie
- ☐ »Ein Kind genau wie ich«-Meditation
- ☐ Herz-zu-Herz-Atmung
- ☐ Wolken beobachten
- ☐ Boot-Yogaübung zu zweit
- ☐ Sanftes und kraftvolles Mitgefühl
- ☐ Deinen Platz in den Herzen anderer finden
- ☐ Ein Hinweis für dein mutiges Herz

TEILEN HEISST, SICH ZU KÜMMERN

Welche Übungen oder Ideen über Mitgefühl würdest du gerne mit einem Freund oder einer Freundin teilen? Schreibe den Namen eines Freundes oder einer Freundin und eine Übung oder Idee auf, die du gerne mit ihr oder ihm teilen möchtest.

Der Name deines Freundes/deiner Freundin: ....

Was würdest du gerne mit ihm/ihr teilen? ....

....

....

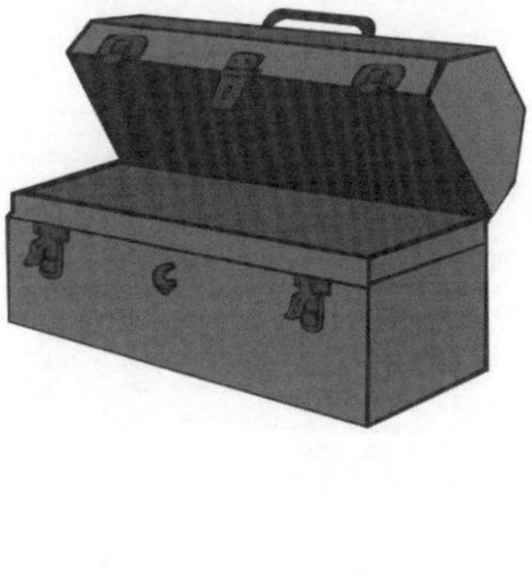

5 Dein innerer Kritiker trifft deinen Superhelden

Dieses Kapitel führt das Konzept des inneren Kritikers ein, den die Kinder dann durch die erlernten Kompetenzen Freundlichkeit und Mitgefühl bekämpfen können. Diese Kompetenzen fungieren als Superkräfte, die die Kinder lernen sollen, bei Bedarf zu aktivieren.

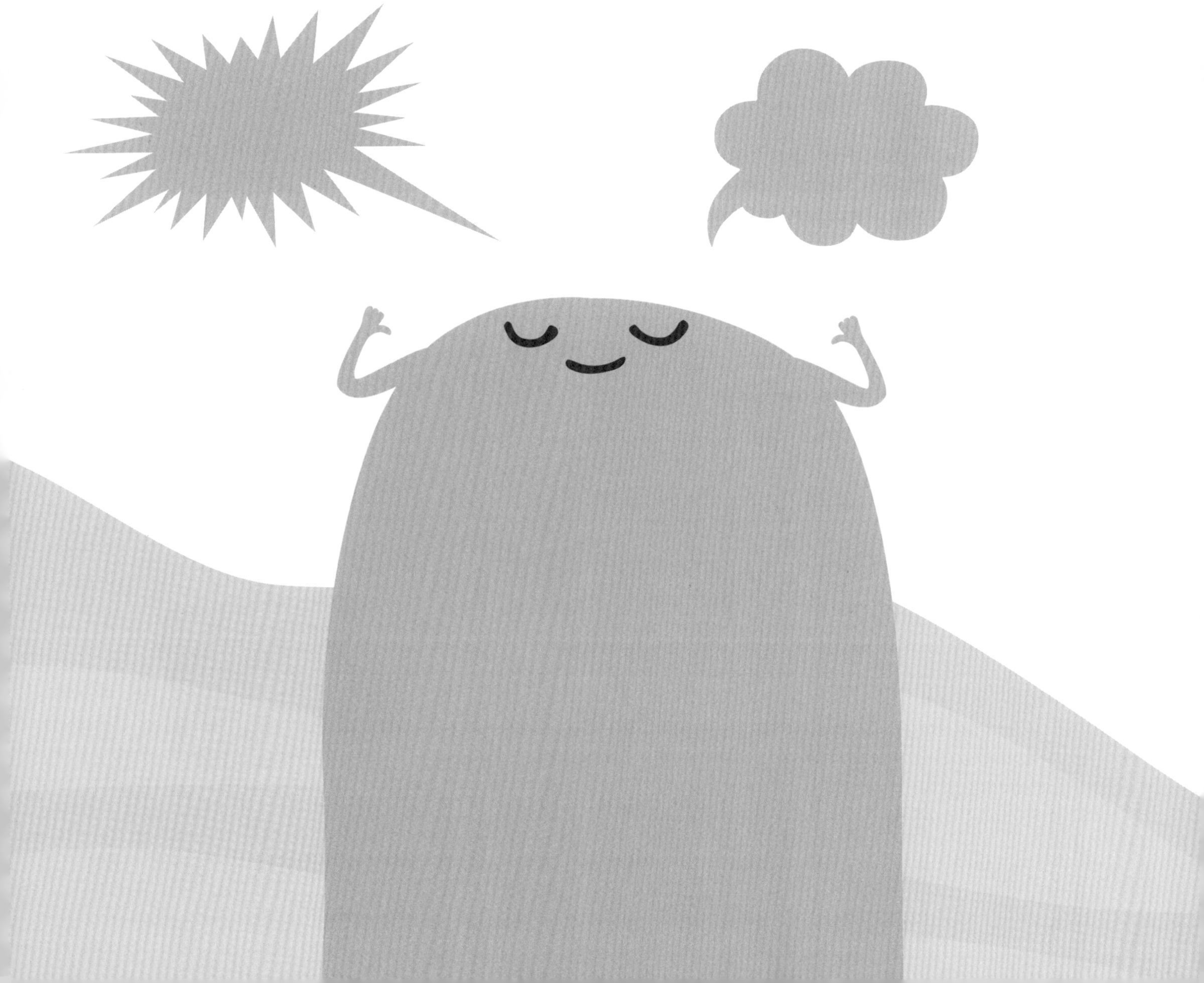

Info- und Arbeitsmaterialien

INFO 6 Der innere Kritiker und der innere Superheld
Dieses Informationsblatt führt die Kinder kurz in die Idee hinter diesem Kapitel ein: Der / Die innere Kritiker:in kann durch das Aktivieren des/der inneren Superheld:in, also der erlernten Kompetenzen wie Freundlichkeit und Mitgefühl, erfolgreich bekämpft werden.

AB 47 Lerne deinen inneren Kritiker kennen
Bei dieser Übung sollen Kinder lernen, wer oder was ihr:e innere:r Kritiker:in ist und reflektieren, welche Dinge dieser / diese bereits zu ihnen gesagt hat, wenn sie wütend auf sich selbst waren.

AB 48 Verbanne den inneren Kritiker aus deinem Kopf
Um den/die innere:n Kritiker:in weiter kennenzulernen und von der eigenen Person zu unterscheiden, haben die Kinder auf diesem Arbeitsblatt Platz, den inneren Kritiker zu zeichnen, egal ob als Mensch, Tier oder Comicbuch-Figur.

AB 49 Drei beruhigende Atemzüge
Mit dieser Atemübung soll es den Kindern leichter fallen, den inneren Kritiker loszulassen. Sie soll sie außerdem dabei unterstützen, ihren Körper zu beruhigen und den Stress zu lindern. Zu dieser Übung ist eine Audioaufnahme auf beltz.de verfügbar.

AB 50 Eine neue Art zu sehen
Dieses Arbeitsblatt bietet eine Auswahl an Übungen und Aktivitäten, an denen Kinder erkennen können, dass man manchmal eine andere Perspektive einnehmen muss und die Welt schon ganz anders aussieht.

AB 51 Perspektivenfinder für eine neue Sicht der Dinge
Diese Bastelübung nutzt farbige Folie als Sichtfenster in einem Briefumschlag und zeigt den Kindern die Welt in einem neuen Licht.

AB 52 Deinen Superhelden finden
Dieses Arbeitsblatt stellt die zweite Seite des Kindes vor: den inneren Superhelden. Bei dieser Übung sollen die Kinder benennen, welche Eigenschaften und Stärken dieser haben soll und bietet dafür auch eine Checkliste.

AB 53 Ein Superhelden-Schutzschild basteln
Der/Die innere Superheld:in kann das Kind in herausfordernden Situationen unterstützen und beschützen. Um das kreativ zu zeigen, bietet dieses Arbeitsblatt eine Vorlage zum Gestalten eines Schutzschildes, worauf auch die starken Eigenschaften des/der Superheld:in Platz finden sollen.

AB 54 Was hat dein Superheld zu sagen?
Bei dieser Übung sollen die Kinder überlegen, welche Sätze und ermutigenden Worte ihnen in schwierigen Momenten helfen könnten. Das Arbeitsblatt bietet auch eine Auswahl an möglichen bestärkenden Sätzen.

AB 55 Deinen Superhelden offenbaren
Hier sollen die Kinder ihre:n innere:n Superheld:in zeichnen, so wie sie ihn/sie sich vorstellen oder wünschen. An der gezeichneten Größe und Kraft kann man versuchen einzuschätzen, wie viel Unterstützung die Kinder benötigen.

AB 56 Mitfühlende Superhelden-Meditation
Diese Übung bietet eine Superheld:innen-Meditation, in der die Kinder angeleitet werden, darüber zu reflektieren, wie ihr:e innere:r Superheld:in sie besonders gut durch eine schwierige Zeit begleiten könnte. Zu dieser Übung ist eine Audioaufnahme auf beltz.de verfügbar.

AB 57 Superhelden-Yogaübung
Dieses Arbeitsblatt beschreibt eine Yogaübung, bei der die Kinder ihre innere Stärke und die ihres/ihrer inneren Superheld:in besonders gut fühlen können. Sie soll die Kinder bestärken und sie erinnern, dass sie und ihr:e Superheld:in für sich selbst einstehen und nach Hilfe fragen können, wenn sie sie brauchen.

AB 58 Meine eigene Werkzeugkiste für »Mein innerer Kritiker trifft meinen Superhelden«
Diese Vorlage nennt nochmal jede der Übungen aus dem Kapitel, damit das Kind reflektieren kann, welche es besonders hilfreich fand und nochmal ausprobieren möchte. Dadurch sammelt es Strategien, mit denen es herausfordernde Situationen besser bewältigen kann.

INFO 6 • K

Der innere Kritiker und der innere Superheld

Bist du bereit zu entdecken, wie Freundlichkeit und Mitgefühl eine Superkraft sein können, die dir hilft, mit deinem inneren Kritiker umzugehen? Jeder hat zwei Seiten in sich: einen starken, mächtigen Superhelden und einen inneren Kritiker. Der innere Kritiker ist die Seite, die dich in Verlegenheit bringen oder sogar traurig machen kann, wenn etwas schiefläuft. Wenn du diesen inneren Kritiker kennengelernt hast, wirst du lernen, wie du ihn mithilfe deines inneren Superhelden zähmen kannst. So kannst du dir selbst ein guter Freund bzw. eine gute Freundin sein!

Lerne deinen inneren Kritiker kennen

Dein innerer Kritiker meint es nur gut, aber er kennt nicht immer die beste Möglichkeit, um dir wirklich zu helfen. Hier ist ein Beispiel dafür, wie dein innerer Kritiker klingen kann, wenn du etwas nicht erledigst:

Billy denkt: Oh Mann, ich muss so viele Hausaufgaben machen und ich habe einfach keine Lust!

Billys innerer Kritiker sagt zu ihm: Sei nicht so faul. Du wirst durchfallen, wenn du sie nicht machst.

Bei dieser Übung hast du die Möglichkeit herauszufinden, was dein eigener innerer Kritiker so zu sagen hat.

Kreuze eine Situation an, in der dein innerer Kritiker auftauchen könnte:

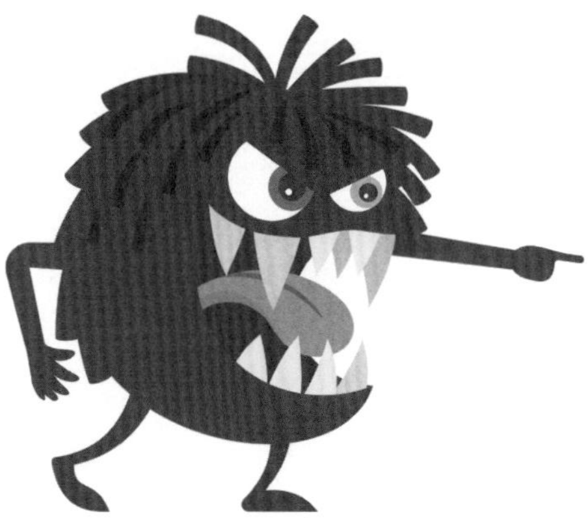

- Du bekommst eine schlechte Note.
- Du streitest dich mit einem Freund.
- Du hast nicht im Haushalt geholfen.
- Du machst einen Fehler.

Oder überleg dir ein anderes Beispiel:

....

....

....

....

 © Hobbs • Balentine, Therapie-Tools Selbstmitgefühl für Kinder. Beltz, 2024

Lerne deinen inneren Kritiker kennen

Fällt dir ein, was dein innerer Kritiker in der Vergangenheit zu dir gesagt hat, wenn etwas schiefgegangen ist und du richtig sauer auf dich selbst warst? Hier sind ein paar Beispiele, was dein innerer Kritiker zu dir gesagt haben könnte:

- Du hast echt Mist gebaut.
- Niemand mag dich.
- Du hättest dir mehr Mühe geben sollen.
- Deshalb gerätst du immer in Schwierigkeiten!

Schreibe in die Sprechblasen hinein, was dein innerer Kritiker das letzte Mal zu dir gesagt hast, als du sauer auf dich selbst warst.

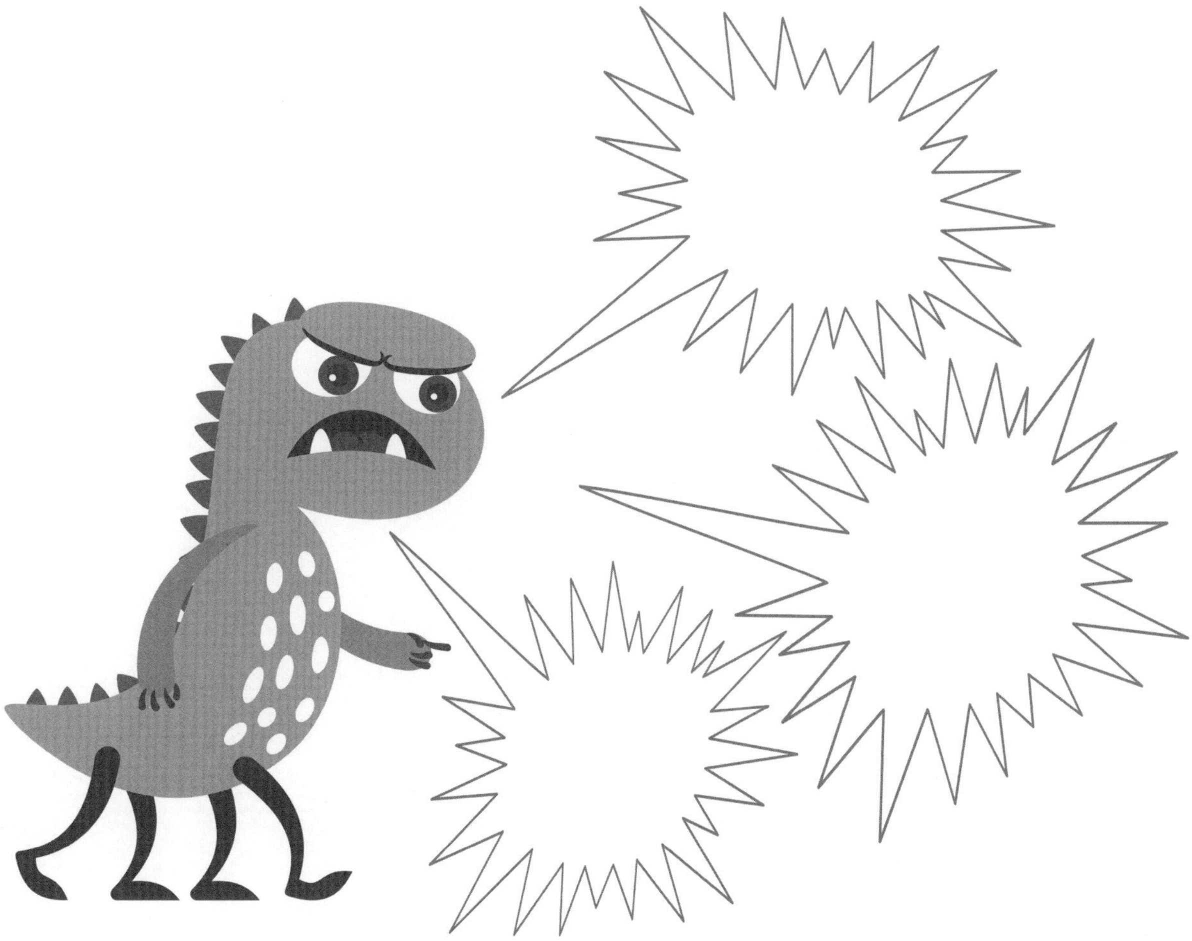

AB 48 • K

Verbanne den inneren Kritiker aus deinem Kopf

Skizziere nun, wie dein innerer Kritiker aussehen könnte. Dafür kannst du Bleistifte, Buntstifte, oder andere Stifte verwenden – womit auch immer du am liebsten malst. Du könntest deinen inneren Kritiker als Mensch, als Tier oder Comicbuch-Figur zeichnen. Deine Skizze soll zeigen, wie stark, groß oder mächtig dein innerer Kritiker auf dich wirkt. Das kann dir helfen für andere Seiten von dir Raum zu schaffen, die eine freundlichere und unterstützende Art und Weise haben, dich zu ermutigen.

Zeichne hier deinen inneren Kritiker:

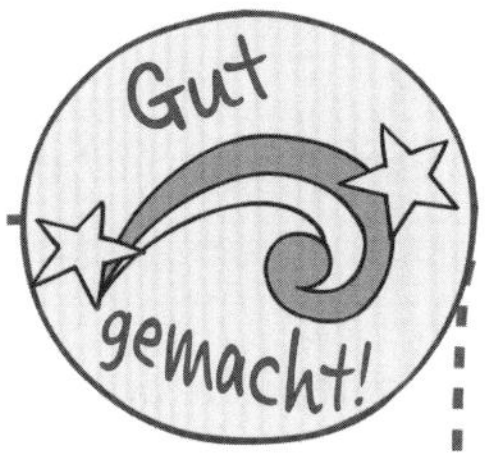

 © Hobbs • Balentine, Therapie-Tools Selbstmitgefühl für Kinder. Beltz, 2024

Drei beruhigende Atemzüge

Jetzt, wo du weißt wie dein innerer Kritiker klingt und aussieht, probiere diese einfache Atemübung aus, um den inneren Kritiker loszulassen. Das ist eine ganz einfache Übung des Einatmens und Ausatmens. Dich auf diese Weise auf deinen Atem zu konzentrieren, kann dir dabei helfen, deinen inneren Kritiker zu beruhigen und auch deinen ganzen Körper, indem du die Teile deines Gehirns zum Schweigen bringst, die Stress in dir auslösen.

(1) Setz dich an einen ruhigen Ort und schließe deine Augen, oder, wenn sich das besser für dich anfühlt, lass sie leicht geöffnet und richte deinen Blick auf deine Knie.

(2) Achte auf deine Atmung und wie sich dein Bauch hebt und senkt während du ein- und ausatmest.

(3) Vielleicht fällt dir auf, dass dein Welpen-Gehirn anfängt, während dieser Übung umherzuwandern. Wenn das so sein sollte, versuche deine Aufmerksamkeit auf einen einzigen ganzen Atemzug zu fokussieren.

(4) Schau nun, ob du deine Aufmerksamkeit auf drei ganze Atemzüge hintereinander fokussieren kannst. Zähle jeden Atemzug, den du einatmest und lass ihn dann mit einem großen Seufzer wieder raus.

(5) Wenn du deine drei Atemzüge beendet hast, öffne vorsichtig deine Augen.

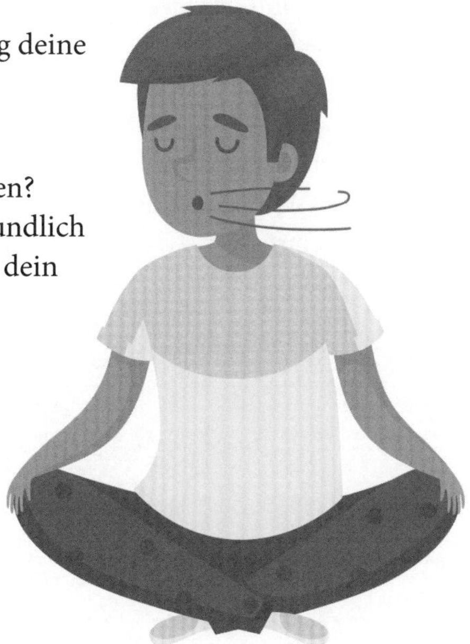

Fühlst du dich anders nach diesen drei beruhigenden Atemzügen? Beruhigende Atemzüge zu nehmen, ist eine Art und Weise, freundlich zu dir selbst zu sein, wenn du es brauchst – zum Beispiel, wenn dein innerer Kritiker gemein zu dir ist.

Merke: Diese Übung kannst du egal wann, egal wo machen.

Eine neue Art zu sehen

Zu lernen, deinen inneren Kritiker zu beruhigen, hilft dir, dich mit deinem Superhelden zu verbinden. Dein Superheld ist der Teil von dir, der will, dass du deine Sache gut machst, und dir dabei hilft, die Dinge in einem neuen Licht zu sehen.

Wähle eine der folgenden Übungen aus, die dir helfen sollen, die Dinge anders zu sehen, und mache sie ein paar Minuten lang:

(1) Such dir eine Lupe und untersuche damit etwas, was du jeden Tag zu Gesicht bekommst, wie einen Grashalm, einen Wurm, einen Stift, sauberes Toilettenpapier oder den Dreck an deinen Socken. Was siehst du? Wie verändert sich der Gegenstand, wenn du ihn durch eine Lupe betrachtest?

(2) Lege dich auf den Boden und schau in den Himmel hoch. Wie ändert sich deine Sichtweise, wenn du dich in dieser Position befindest?

(3) Lege dich auf dein Bett und lass deinen Kopf leicht nach unten hängen. Was siehst du, wenn du die Dinge auf dem Kopf betrachtest?

(4) Lege dich mit dem Bauch auf den Boden und stell dir vor, du bist ein Wurm. Was siehst du?

(5) Schließe deine Augen. Wenn du sie wieder öffnest, schau, ob dir vier neue Dinge auffallen, die du noch nie gesehen hast. Probiere diese Übung draußen und drinnen aus.

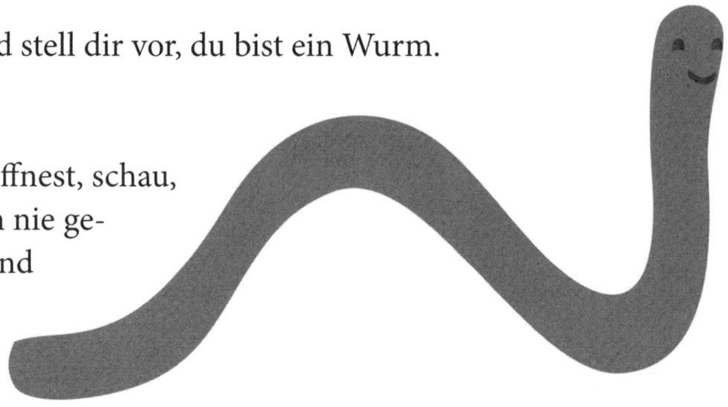

© Hobbs • Balentine, Therapie-Tools Selbstmitgefühl für Kinder. Beltz, 2024

Eine neue Art zu sehen

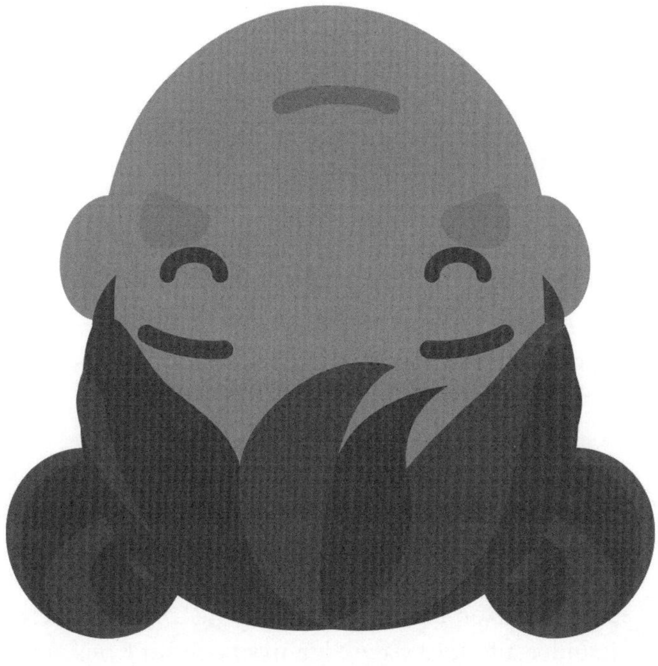

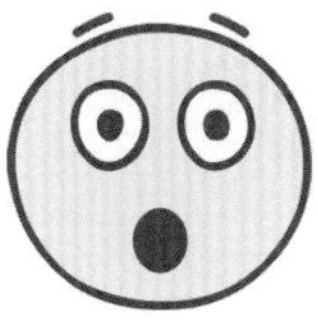

Was hast du anders wahrgenommen? Beschreibe eine Sache, die dich überrascht oder neugierig gemacht hat.

Perspektivenfinder für eine neue Sicht der Dinge

Hier kommt eine weitere Möglichkeit zu üben, die Dinge auf eine neue Art und Weise zu sehen.

Materialien, die du brauchst: Briefumschlag C6-Format, Schere, farbige Zellophan-Folie, Filzstifte, Aufkleber, oder anderes zum Dekorieren des Umschlags

Anleitung:

(1) Zeichne in der Mitte des Umschlags einen Kreis, der mindestens so groß ist wie der Kreis, der entsteht, wenn du mit deinem Daumen und deinem Zeigefinger einen Kreis nachstellen würdest. Du kannst ihn auch etwas größer zeichnen, wenn du möchtest.

(2) Falte den Umschlag in der Mitte des Kreises und schneide dann mit deiner Schere ein kleines Loch in die Falte im Kreis. Vielleicht möchtest du deine Eltern oder Erziehungsberechtigten oder eine andere erwachsene Person um Hilfe im Umgang mit der Schere bitten. Wenn du den Umschlag wieder auseinanderfaltest, ist da ein kleines Loch im Kreis, welches dir einen guten Startpunkt gibt, um den Kreis vollständig auszuschneiden.

(3) Schneide den Kreis von beiden Seiten des Umschlags aus. Bitte um Hilfestellung, wenn du sie brauchst. Jetzt sollte dein Umschlag ein rundes Loch in der Mitte haben.

(4) Öffne den Umschlag und schiebe ein Stück Zellophan an die Stelle. (Wenn das Zellophan herumrutscht, kannst du es auch am Umschlag festkleben, bevor du ihn verschließt.)

(5) Dekoriere deinen Umschlag, wie du möchtest.

(6) Jetzt schau durch deinen Perspektivenfinder! Nimm wahr, wie die Welt jetzt aussieht!

 © Hobbs • Balentine, Therapie-Tools Selbstmitgefühl für Kinder. Beltz, 2024

Perspektivenfinder für eine neue Sicht der Dinge

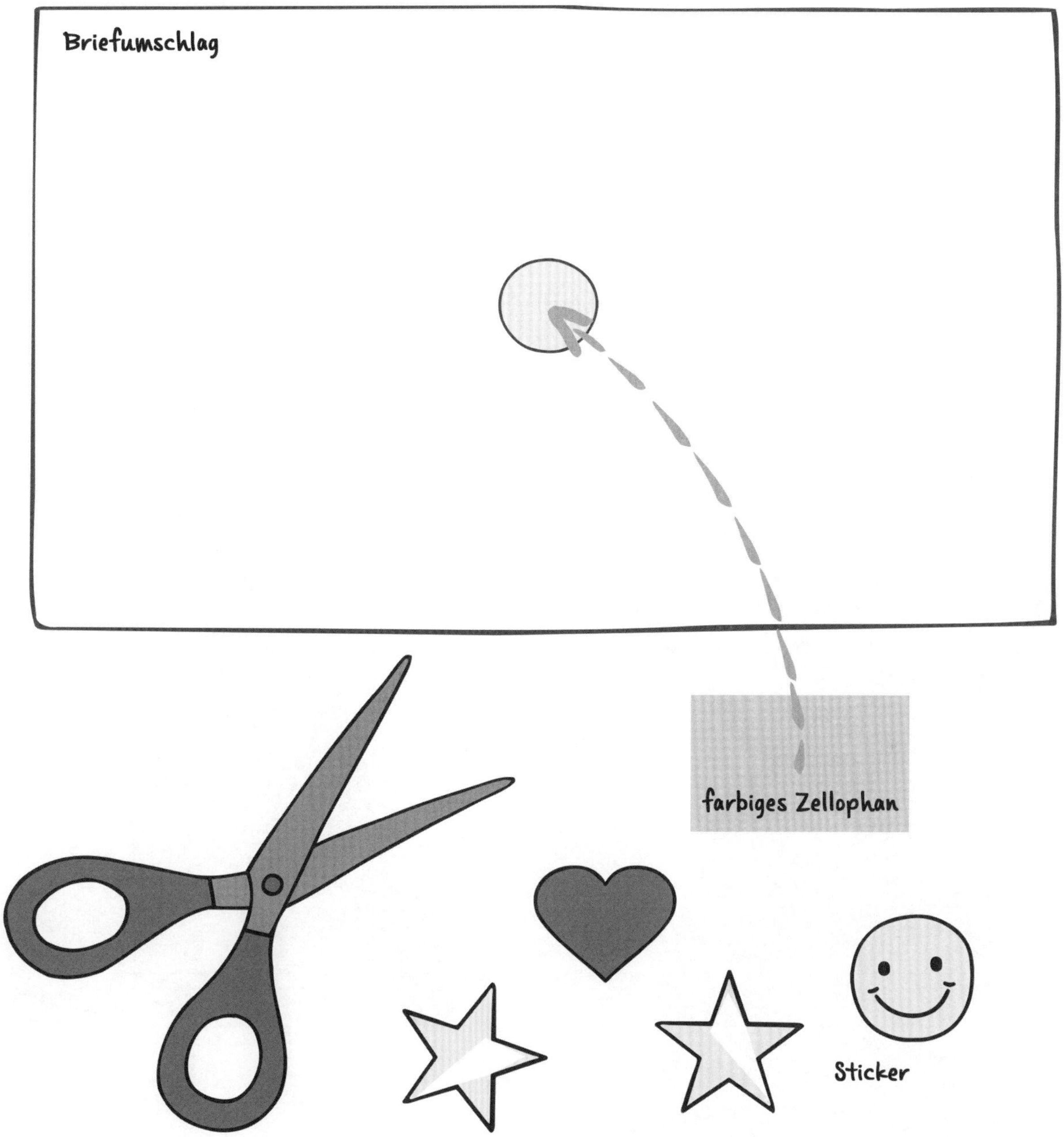

Deinen Superhelden finden

Bisher hast du etwas über den inneren Kritiker gelernt, einen wertvollen aber auch herausfordernden Teil von dir. Hier kommt der beste Teil: Auch in dir wohnt ein Superheld! Dieser Teil von dir kann dich unterstützen und freundlich zu dir sein und hat Stärken, die du nutzen kannst, wenn du sie am meisten brauchst. Dein Superheld lässt dich wissen, dass du nicht allein bist, wenn die Dinge schwierig werden. Dieser Teil von dir wartet nur darauf, entdeckt zu werden!

Kannst du einige Stärken und Superkräfte deines Superhelden nennen?

Male die Symbole neben den Superkräften aus, die dein Superheld haben soll:

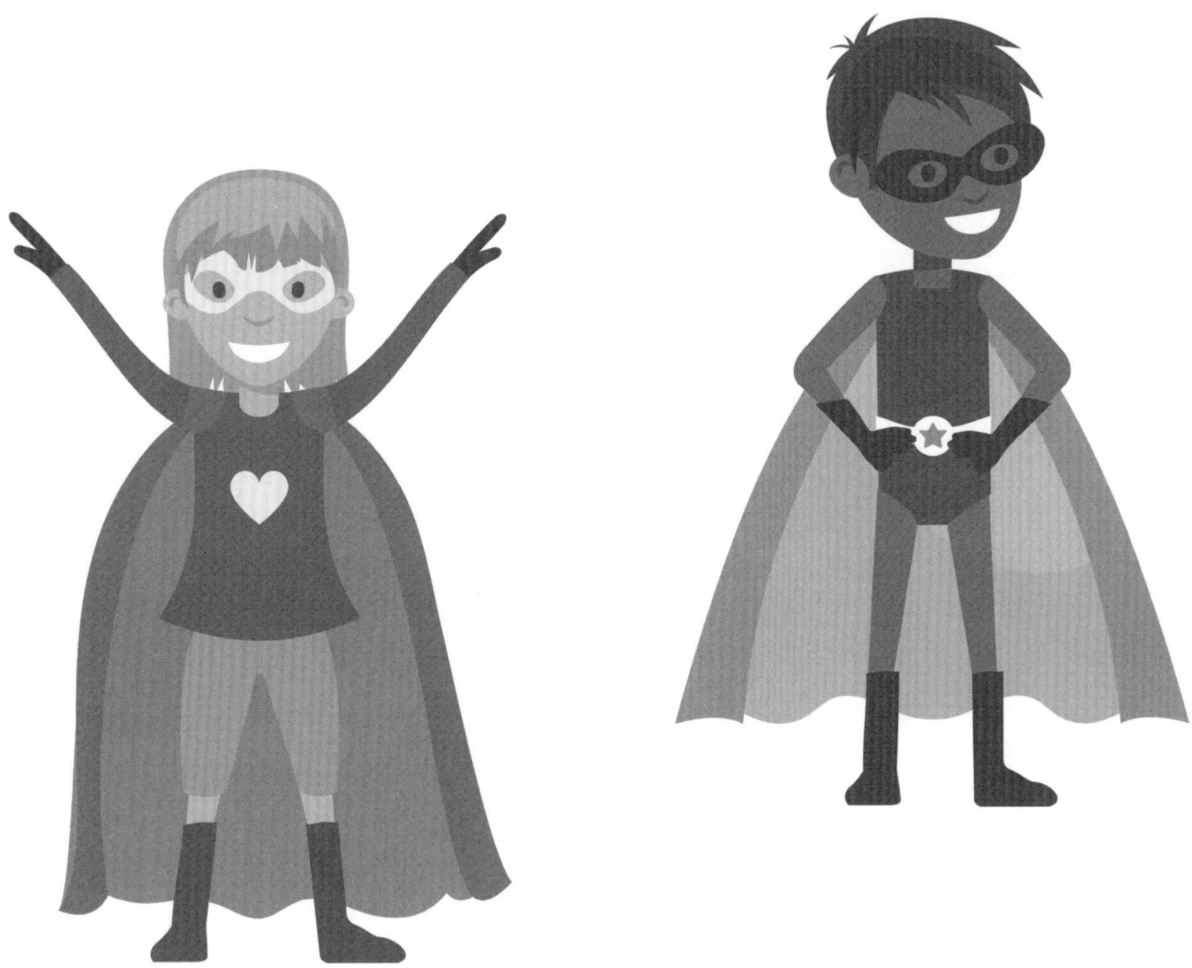

Deinen Superhelden finden

SUPERHELD CHECKLISTE

- [ ] WEISE
- [ ] UNTERSTÜTZEND
- [ ] ERMUTIGEND
- [ ] MUTIG
- [ ] AUFMERKSAM
- [ ] TAPFER
- [ ] FREUNDLICH
- [ ] STARK
- [ ] KLUG
- [ ] NACHSICHTIG
- [ ] LIEBEVOLL
- [ ] VERLÄSSLICH

Ein Superhelden-Schutzschild basteln

Jetzt kannst du dein eigenes Superhelden-Schutzschild gestalten, indem du es mit Worten schmückst, welche die Stärken deines Superhelden nennen.

Materialien, die du brauchst: Schere, Filzstifte oder Buntstifte, ein Stück Pappe, Alufolie, Kleber

Anleitung:

(1) Mach eine Kopie der Schutzschild-Vorlage auf der nächsten Seite.

(2) Füge deine eigenen Begriffe und Bilder hinzu oder nutze die Bilder, die die Vorlage umranken. Die Wörter und Bilder, die du auswählst, sollten die Stärken beschreiben, die du gerne für deinen Superhelden hättest.

(3) Schneide deine gestaltete Vorlage aus und nutze diese als Schablone für die Pappe, worauf du die Form überträgst. Dann kannst du die Pappe in die Form des Schildes bringen. Vielleicht fragst du dafür nach Hilfe, zum Beispiel bei deinen Eltern oder Erziehungsberechtigten oder einem anderen Erwachsenen. Bedecke es mit Alufolie, um es wie Metall aussehen zu lassen, aber nur, wenn du willst.

(4) Nachdem du dein Schild dekoriert hast, schneide es aus und klebe es auf die Pappe.

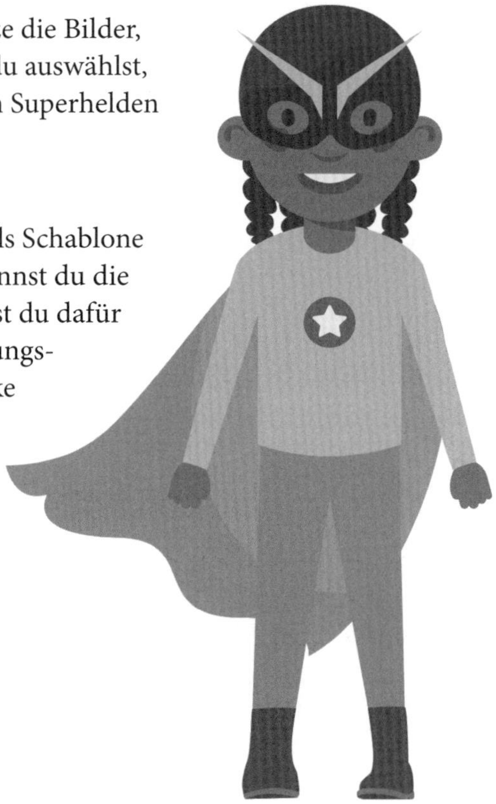

 © Hobbs • Balentine, Therapie-Tools Selbstmitgefühl für Kinder. Beltz, 2024

Ein Superhelden-Schutzschild basteln

AB 54 • K

Was hat dein Superheld zu sagen?

Dein Superheld kann dir unterstützende Dinge sagen, wenn es dir schlecht geht. Hier sind ein paar Dinge, die dein Superheld sagen könnte. Wähle welche von der Liste aus oder denk sie dir selbst aus und schreibe sie dann in die Sprechblase.

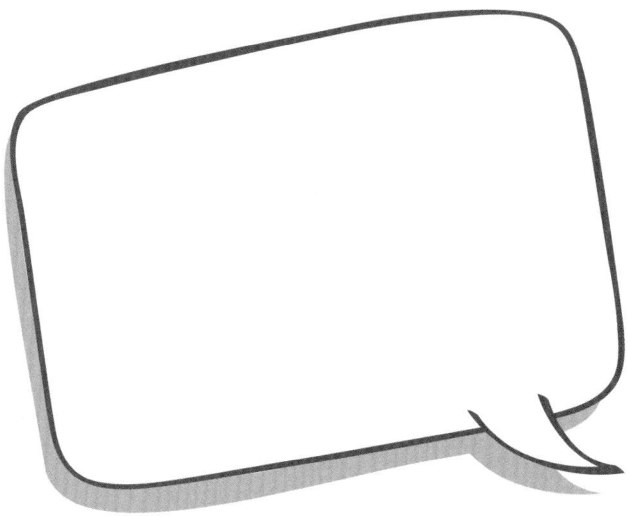

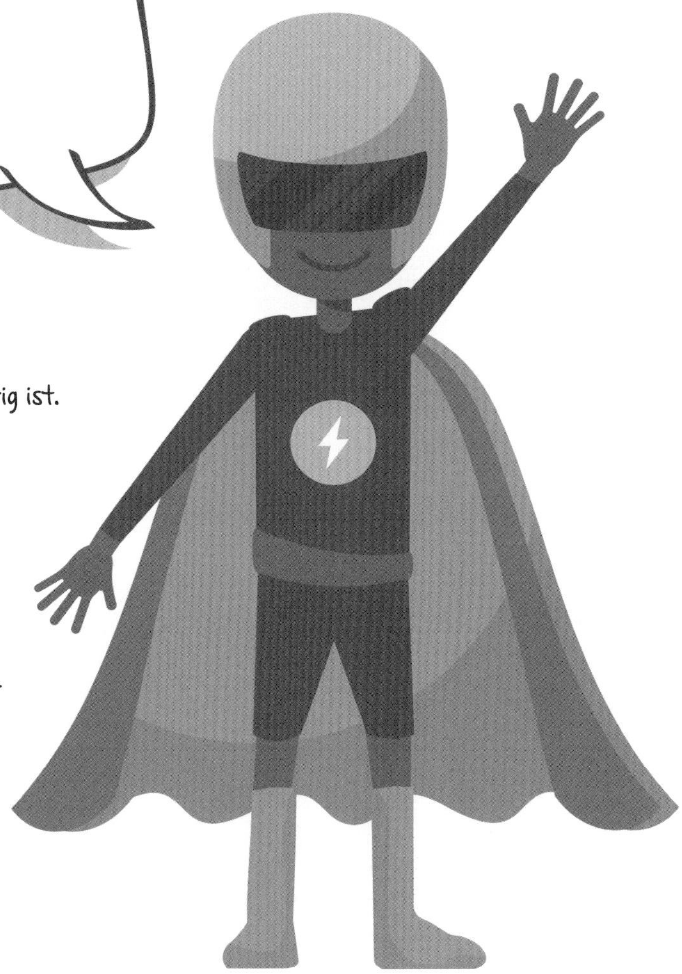

- Tut mir leid, dass alles gerade so schwierig ist.
- Es wird besser werden. Halte durch.
- Es wird alles gut.
- Ich möchte, dass du weißt, dass ich für dich da bin.
- Du hast das Zeug dazu, etwas zu verändern!
- Du schaffst das!

© Hobbs • Balentine, Therapie-Tools Selbstmitgefühl für Kinder. Beltz, 2024

AB 55 • K

Deinen Superhelden offenbaren

Wie sieht dein innerer Superheld aus? Vielleicht stellst du ihn dir als Mensch, Tier oder als Comicbuch-Figur vor. Skizziere deinen Superhelden, um zu zeigen, wie stark, groß oder mächtig du ihn haben möchtest.

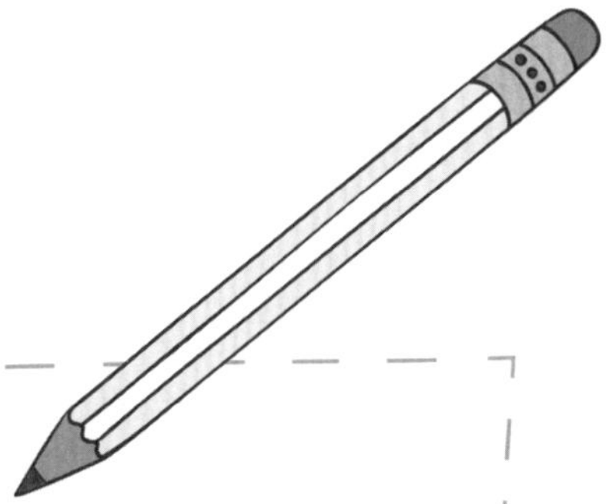

Zeichne hier deinen inneren Superhelden:

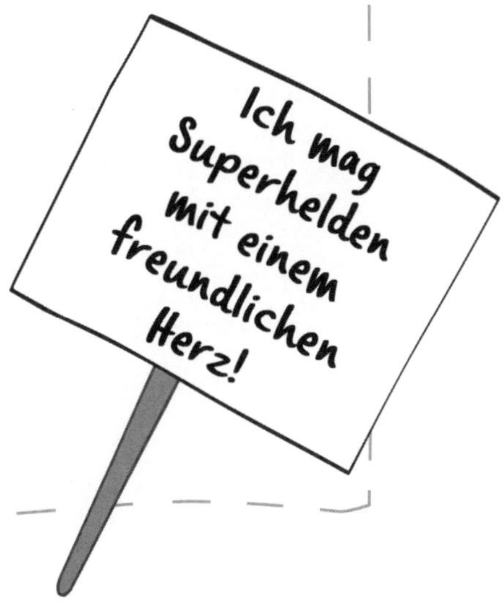

Mitfühlende Superhelden-Meditation

Ein Superheld kann auch ein toller, mitfühlender Freund sein. Nachdem du nun die einzigartigen Eigenschaften deines Superhelden zusammengestellt hast und entschieden hast, was du von ihm hören möchtest, kannst du dir vielleicht besser vorstellen, wie er dich in schwierigen Zeiten unterstützen kann.

Beginne mit dieser Meditation zu deinem mitfühlenden inneren Superhelden.

(1) Mach es dir gemütlich. Du kannst dich hinlegen, wenn du magst. Schließe deine Augen und fang an, deinen Atem zu spüren, nimm einfach wahr wie dein Atem kommt und geht.

(2) Nun schau, ob dir eine Zeit einfällt, in der es dir schlecht ging. Nimm nicht die schlimmste Zeit, die du je erlebt hast, aber einfach etwas, dass dich ein wenig aufgewühlt hat. Zum Beispiel als dich jemand in der Schule beleidigt hat oder du dich ausgeschlossen gefühlt hast oder eins deiner Geschwister dir die Schuld für etwas gegeben hat, das du gar nicht getan hast.

(3) Versuche dir die Situation ganz deutlich vorzustellen. Wer war dort? Was wurde gesagt?

(4) Kannst du deine Aufmerksamkeit darauf richten, welche Gefühle jetzt kommen? Was ist mit deinem Körper? Will er aufstehen und sich bewegen oder ruhig liegen bleiben? Fühlt er sich entspannt an oder angespannt und verkrampft?

(5) Jetzt stell dir vor, dass dein Superheld dir in diesem schwierigen Moment zur Hilfe kommt.

(6) Was könnte dein Superheld zu dir sagen, was freundlich und tröstend wäre? Schau, ob du dich an die Worte erinnerst, die du dir zur Beruhigung von deinem Superhelden wünschst, Dinge wie »*Alles wird gut*« oder »*Du bist mir wichtig*«.

Mitfühlende Superhelden-Meditation

(7) Was würde dein Superheld jetzt in diesem Moment tun, um sich um dich zu kümmern? Brauchst du eine Umarmung oder soll dein Superheld auf irgendeine Weise für dich einstehen? Kannst du dir vorstellen, dass sich dein Superheld jetzt gerade um dich kümmert?

(8) Kannst du wahrnehmen, wie es sich anfühlt, dass dein besonderer Freund, dein Superheld, für dich da ist?

(9) Nimm ein paar letzte Atemzüge und erlaube dir, das positive Gefühl zu genießen, das entsteht, weil du deinen Superhelden getroffen hast und weil du nun weißt, dass er immer da ist, wenn du ihn brauchst.

(10) Öffne nun langsam deine Augen.

Das hast du super gemacht! Das Wichtigste ist, dass du dir merkst, dass der Superheld ein Teil von dir ist. Diese freundliche und mitfühlende Seite von dir lehrt dich, gut zu dir selbst zu sein, wenn du Schwierigkeiten hast.

Eine Möglichkeit, auf sich selbst aufzupassen ist das Wissen über das mutige und tapfere Herzen deines Superhelden!

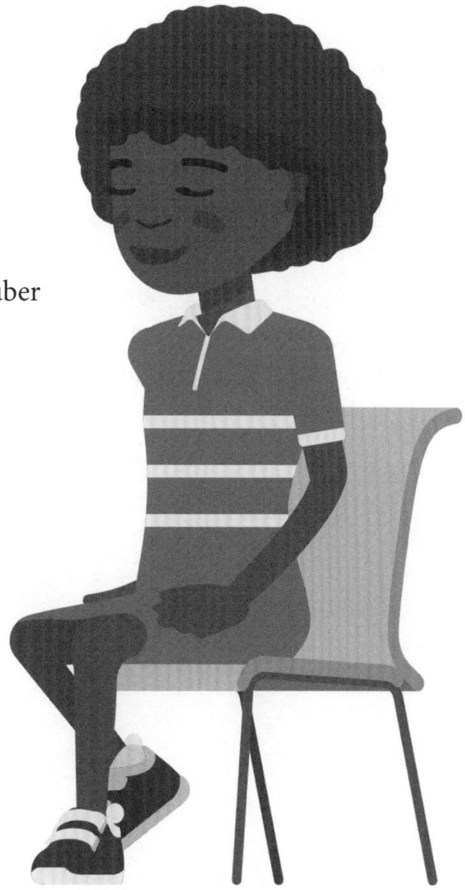

Superhelden-Yogaübung

Dein freundliches Herz ist auch ein mutiges Herz. Es kann für das, was richtig ist, kämpfen und »Nein« zu Dingen sagen, die falsch sind, wie zum Beispiel, wenn dich jemand schubst.

Diese Yogapose kann dir helfen, die Stärke deines Superhelden zu spüren und dich an deine kraftvolle und beschützende Seite zu erinnern.

(1) Stell dich kraftvoll und aufrecht mit deinen Händen auf den Hüften und mit leicht auseinandergestellten Beinen hin – wie ein Superheld stehen würde.

(2) Dann atme ein und spring mit deinen Füßen auseinander, sodass deine Beine ein Dreieck mit dem Boden darstellen. Strecke deine Arme gerade zu den Seiten aus, sodass sie eine Linie mit deinen Schultern bilden.

(3) Drehe beide Füße nach rechts.

(4) Vergiss nicht zu atmen!

(5) Beuge dein vorderes Bein im richtigen Winkel, dabei bleibt dein hinteres Bein gerade.

(6) Lass deine Arme gestreckt.

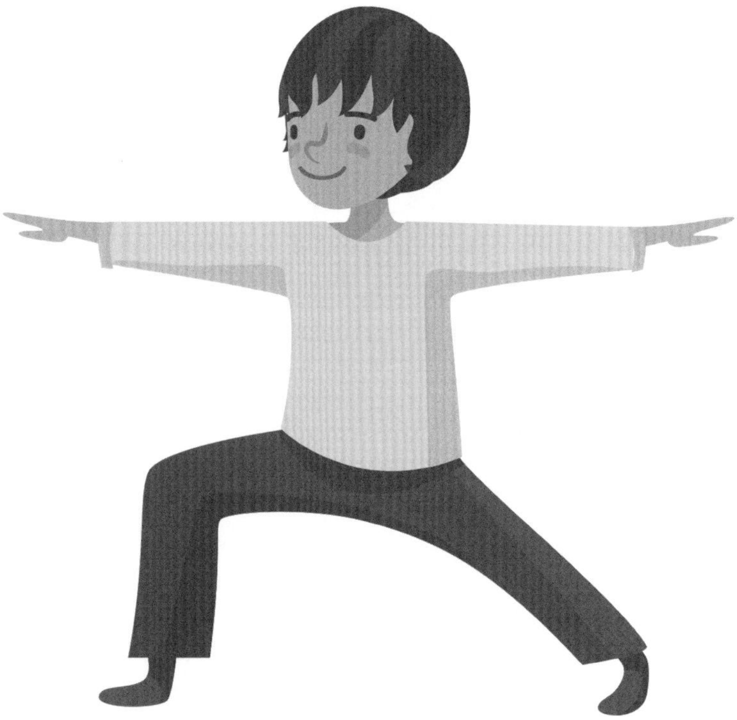

© Hobbs • Balentine, Therapie-Tools Selbstmitgefühl für Kinder. Beltz, 2024

Superhelden-Yogaübung

(7) Nach einem oder zwei Atemzügen, strecke beim Einatmen dein vorderes Bein und drehe beide Füße wieder nach vorne, während du deine Hände auf deiner Taille platzierst. Schau, ob du die Stärke deines Superhelden spürst.

(8) Nun wiederhole die Schritte 2 bis 7 aber wechsele bei Schritt 3 auf die linke Seite.

(9) Jetzt spring mit deinen Füßen zusammen, um für drei volle Atemzüge aufrecht zu stehen.

(10) Richte deine Aufmerksamkeit auf deinen Körper und deinen Atem. Du bist stark und mächtig – genau wie ein Superheld.

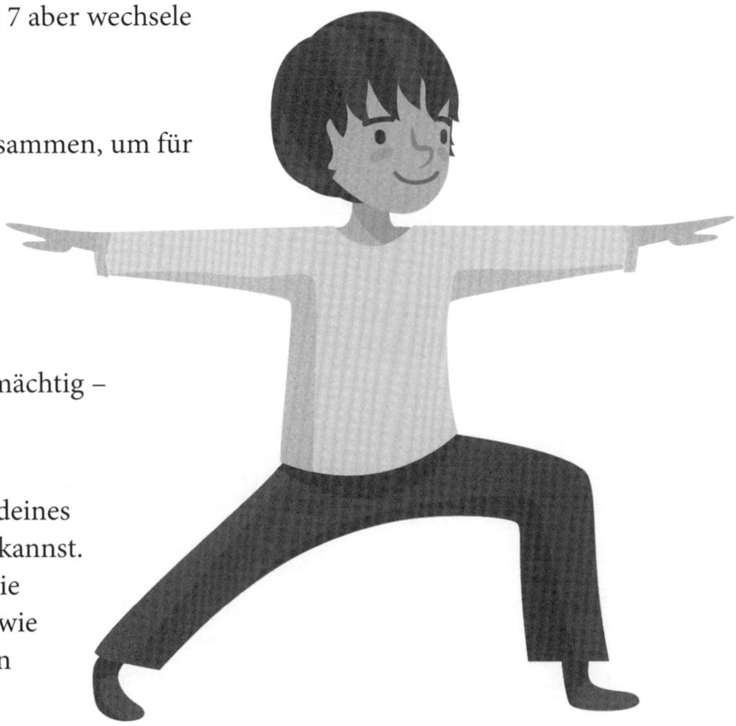

Erinnere dich daran, dass du mithilfe deines Superhelden für dich selbst einstehen kannst. Erinnere dich außerdem daran, dass die starke Seite deines Superhelden weiß, wie man um Hilfe von einem Erwachsenen bittet, der dich unterstützen kann.

Meine eigene Werkzeugkiste für »Mein innerer Kritiker trifft meinen Superhelden«

Du hast nun deinen inneren Kritiker und deinen Superhelden ermittelt, damit du in der Lage bist, die zwei Seiten von dir zu erkennen, wenn sie auftauchen. Die Übungen in diesem Kapitel stärken deinen Superhelden.

Kreuze die Übungen an, die du gelernt hast und nochmal ausprobieren möchtest.

- ☐ Lerne deinen inneren Kritiker kennen
- ☐ Eine neue Art zu sehen
- ☐ Deinen Superhelden offenbaren
- ☐ Verbanne den inneren Kritiker aus deinem Kopf
- ☐ Perspektivenfinder für eine neue Sicht der Dinge
- ☐ Mitfühlende Superhelden-Meditation
- ☐ Drei beruhigende Atemzüge
- ☐ Deinen Superhelden finden
- ☐ Superhelden-Yogaübung
- ☐ Ein Superhelden-Schutzschild basteln
- ☐ Was hat dein Superheld zu sagen?

TEILEN HEISST, SICH ZU KÜMMERN

Welche Übungen oder Ideen über deinen inneren Superhelden würdest du gerne mit einem Freund oder einer Freundin teilen? Schreibe den Namen eines Freundes oder einer Freundin und eine Übung oder Idee auf, die du gerne mit ihr oder ihm teilen möchtest.

Der Name deines Freundes/deiner Freundin: ....

Was würdest du gerne mit ihm/ihr teilen? ....

....

....

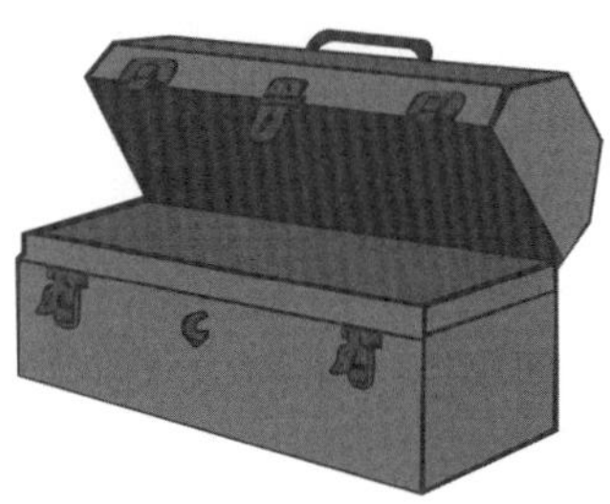

6 Was dir am meisten bedeutet

In diesem Kapitel arbeiten Sie mit den Kindern an ihren Grundwerten, Sie finden mit Ihnen zusammen heraus, was ihnen wichtig ist und wie sie ihre Zeit verbringen möchten, damit sie gesunde Verhaltensweisen einführen, die im Einklang mit ihren Werten stehen.

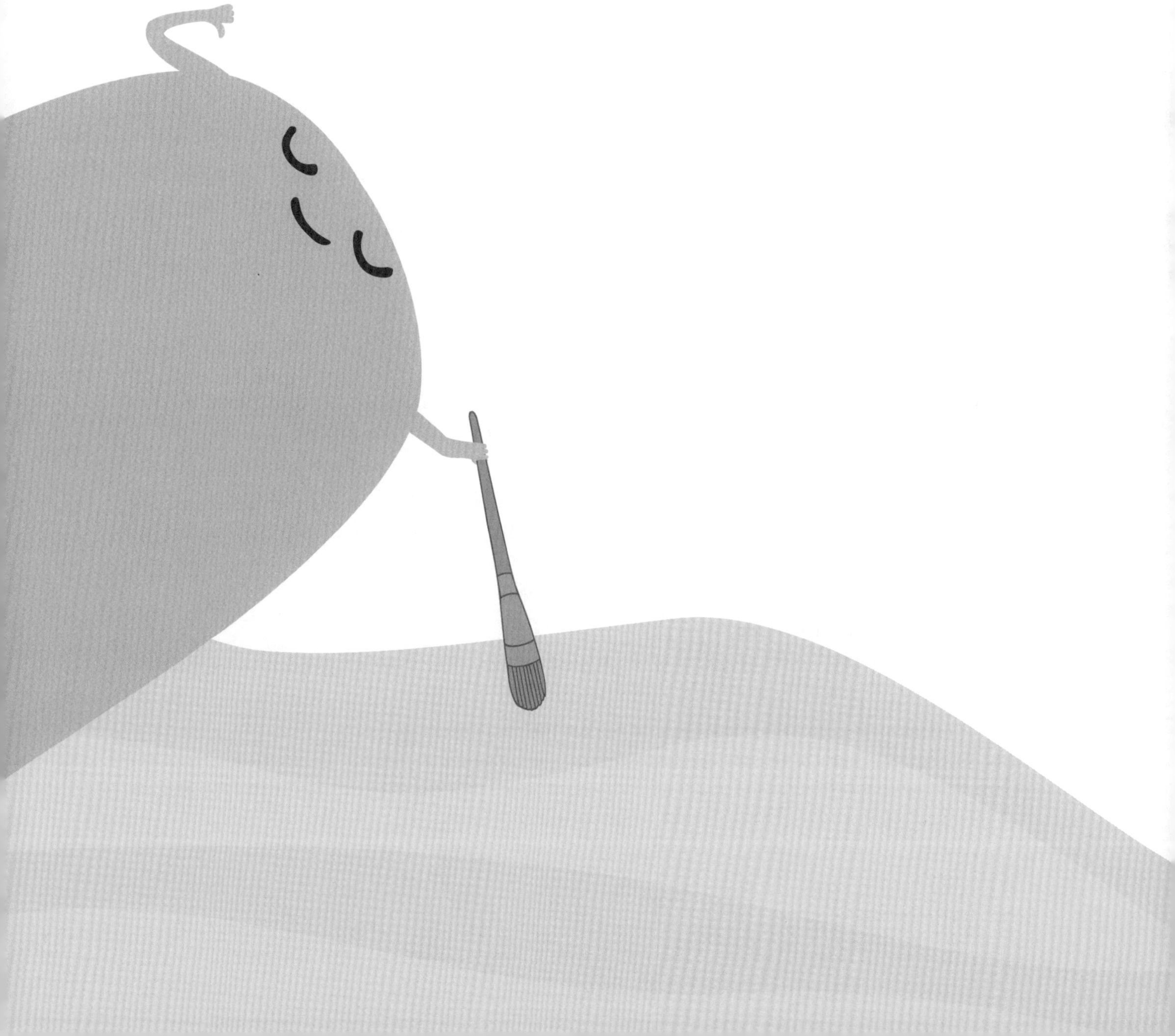

Info- und Arbeitsmaterialien

INFO 7 Deine Werte
Dieses Informationsblatt führt die Kinder an das Thema *Grundwerte* heran und erklärt ihnen, wie diese sie beeinflussen und wie Grundwerte ihnen helfen können, ihren Charakter, ihre Stärke und Resilienz aufzubauen.

AB 59 Wie verbringst du gerne deine Zeit?
Bei dieser Übung werden die Kinder dazu angeleitet, zu reflektieren, wie sie am liebsten ihre Zeit verbringen und, ob sie das verändern möchten.

AB 60 Deine Grundwerte entdecken
Dieses Arbeitsblatt führt die Kinder an das Konzept der Grundwerte heran, bietet kindgerechte Beispiele für Grundwerte und eine Anleitung, um damit zu arbeiten.

AB 61 Natur erkunden
Auch die Natur ist ein Grundwert für viele Menschen. Deshalb zeigt diese Übung diesen Beispielwert und regt die Kinder an, mit dankbarem Bewusstsein in der Natur spazieren zu gehen. Im Anschluss soll der Spaziergang reflektiert werden und die Kinder haben hier Platz, die Dinge, die sie mit ihren fünf Sinnen wahrgenommen haben, zu zeichnen, zu beschreiben oder aufzukleben.

AB 62 Baum-Meditation
Das Beispiel *Natur* geht in die nächste Runde, hier mit einer Mediationsanleitung. Bei dieser Übung sollen sich die Kinder vorstellen, dass sie gegen einen Baum gelehnt meditieren und sich etwas von seiner Ruhe, Kraft und Resilienz auf sie selbst überträgt. Zu dieser Übung ist eine Audioaufnahme auf beltz.de verfügbar.

AB 63 Baum-Yogaübung
Diese Yogaübung soll den Kindern auch nochmal zeigen, welche Stärke und Ruhe ein Baum ausstrahlt und wie sie einen Teil dieser Kraft auch in sich selbst entdecken können. Außerdem hilft diese Yogapose beim Gleichgewicht-Finden und verbessert die Konzentrationsfähigkeit.

AB 64 Deine Körper-Karte
Dieses Arbeitsblatt stellt konkrete Fragen an die Kinder, die aus der Perspektive verschiedener Körperteile formuliert sind und die Kinder weiter dabei unterstützen sollen, ihre Grundwerte zu entdecken.

AB 65 Ein Versprechen an dich selbst
Dieses Arbeitsblatt leitet die Kinder dazu an, einen Grundwert auszuwählen, den sie dann als Versprechen an sich selbst formulieren und in einen (selbst gestalteten) Rahmen schreiben.

AB 66 Zitronen in Limonade verwandeln
Schwierige Situationen machen uns nur stärker – dieses Motto wird den Kindern auf diesem Arbeitsblatt nähergebracht. Dazu sollen sie in ihrer Erinnerung nach vergangenen Situationen suchen, mit denen sie zu kämpfen hatten und herausstellen, welche Lektion sie daraus gezogen haben und auch, welcher Grundwert ihnen zur Bewältigung dieser Herausforderung geholfen hätte.

AB 67 Hausgemachte Limonade
Dieses Arbeitsblatt greift die vorherige Lektion wieder auf und zeigt nochmal anschaulich anhand eines Rezepts, wie man das Beste aus sauren Situationen machen kann.

AB 68 Meine eigene Werkzeugkiste für »Was mir am meisten bedeutet«
Diese Vorlage nennt nochmal jede der Übungen aus dem Kapitel, damit das Kind reflektieren kann, welche es besonders hilfreich fand und nochmal ausprobieren möchte. Dadurch sammelt es Strategien, mit denen es herausfordernde Situationen besser bewältigen kann.

INFO 7 • K

Deine Werte

Hast du je darüber nachgedacht, was dich zu dir macht? Was dir wichtig ist und die Dinge, an die du glaubst, sind Dinge, die dir helfen, dich zu der besonderen und einzigartigen Person zu machen, die du bist. Diese Dinge nennt man Grundwerte. Du wirst nun deine Grundwerte finden und vielleicht auch darüber nachdenken, wie dich diese Werte mit anderen verbinden. Grundwerte geben dir die Richtung vor, in die du gehen möchtest. Sie formen die Art von Mensch, die du sein möchtest. Denk darüber nach, was dich glücklich macht oder was dich interessiert, wie, ein guter Freund zu sein oder dein Bestes in der Schule oder beim Sport zu geben. Wie du deine Freizeit verbringst, ist ein Weg zu verstehen, was dir am meisten bedeutet und es hilft auch anderen, zu erkennen, wer du bist.

Grundwerte tragen zur Bildung von Charakter, Stärke und Widerstandsfähigkeit bei. Sie sind wie ein innerer Kompass, der dich in die richtige Richtung führt. Grundwerte können auch wie die Wurzeln eines Baumes sein, die dir helfen, aufrecht zu stehen und gute Entscheidungen zu treffen, besonders, wenn die Dinge stürmisch und schwierig sind. Manchmal, sind da Hürden, die dich davon abhalten, deine Grundwerte auf die Art auszuleben, wie du möchtest. Zum Beispiel, wenn du es eigentlich liebst, draußen zu sein, aber du in einem sehr kalten Klima zu Hause bist, deine Zeit in der Natur also vom Wetter abhängig ist. Oder du liebst Sport, aber dein körperlicher Zustand hält dich davon ab, ihn so auszuüben, wie du eigentlich wollen würdest. In Zeiten wie diesen ist Selbstmitgefühl ein guter Grundwert, der in deiner Werkzeugkiste Platz finden sollte.

Wie verbringst du gerne deine Zeit?

Eine Möglichkeit herauszufinden, was dir wichtig ist, ist, zu schauen, was du jeden Tag tust. Hier hast du die Gelegenheit zu zeigen, wie du deine Zeit verbringst. Die Kuchenstücke unten sollen dir helfen, aufzuzeigen, welche Art von Dingen du jeden Tag tust.

Male die Stücke mit Buntstiften oder Filzstiften aus, um zu zeigen, wie viel Zeit du mit Aktivitäten verbringst, die dir wichtig sind. Zum Beispiel, wenn du viel Zeit damit verbringst, Sport zu treiben, könntest du das ganze Tortenstück ausmalen, das für Sport-Aktivitäten steht. Oder wenn du nur ein bisschen Sport jede Woche treibst, kannst du auch nur ein bisschen von dem Stück ausmalen. Du kannst dir für jedes Stück Torte eine andere Farbe aussuchen oder du kannst dich für eine Farbe für die gesamte Torte entscheiden.

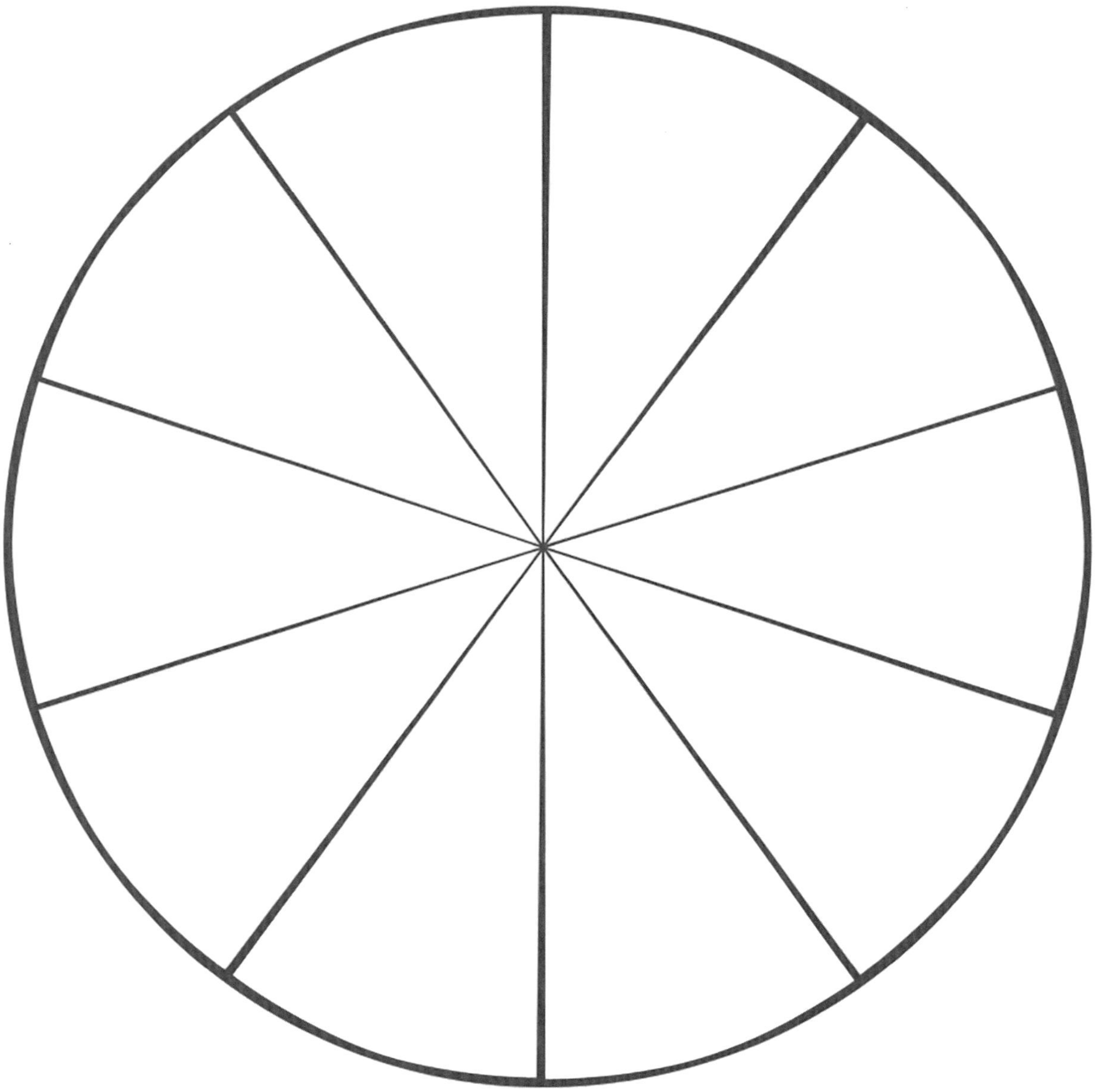

Wie verbringst du gerne deine Zeit?

Womit verbringst du am meisten Zeit?

....

Ist das etwas, das dir wichtig ist? Kreuze an: ☐ JA ☐ NEIN

Gibt es etwas, das du gerne häufiger tun würdest? Wenn ja, beschreibe hier gerne, was das ist:

....

....

....

Schreibe eine Sache auf, die dich davon abhält, das zu tun, was dir wichtig ist:

....

....

....

Denk daran, dir etwas Freundlichkeit und Selbstmitgefühl entgegenzubringen, wenn du etwas, das dir wichtig ist, nicht tun kannst.

Deine Grundwerte entdecken

Deine Grundwerte bestimmen, wie du dich entwickelst. Wenn es dir zum Beispiel etwas bedeutet, anderen zu helfen, die dir sehr wichtig sind, dann wirst du eine hilfsbereite Person.

Zu wissen was deine Grundwerte sind, ist eine gute Möglichkeit herauszufinden, was dir wirklich wichtig ist. **Um deine eigenen Grundwerte zu entdecken, lese dir diese Werte-Liste durch und hake jeden Wert ab, der dir etwas bedeutet:**

- ☐ gute Noten bekommen
- ☐ Spiel und Spaß
- ☐ neue Dinge lernen
- ☐ gut in Sport sein
- ☐ beliebt sein
- ☐ Hobbys nachgehen
- ☐ gut aussehen
- ☐ reich sein
- ☐ hart arbeiten
- ☐ sauber und ordentlich sein
- ☐ berühmt sein
- ☐ dankbar sein
- ☐ in allem der/die Beste sein
- ☐ Zeit mit der Familie verbringen
- ☐ glücklich sein
- ☐ Zeit in der Natur genießen
- ☐ Zeit mit Freunden verbringen
- ☐ Sicherheit
- ☐ teilen
- ☐ deine Religion oder Glaube
- ☐ mutig sein
- ☐ ein guter Freund sein
- ☐ Ehrlichkeit
- ☐ für das Richtige einstehen
- ☐ freundlich sein
- ☐ du selbst sein können
- ☐ kreativ sein
- ☐ neue Dinge ausprobieren
- ☐ dich selbst ausdrücken
- ☐ Zeit für dich alleine haben
- ☐ Fällt dir noch ein anderer Wert ein, der dir wichtig ist? Schreibe ihn hier hin:

   ....

 © Hobbs • Balentine, Therapie-Tools Selbstmitgefühl für Kinder. Beltz, 2024

Deine Grundwerte entdecken

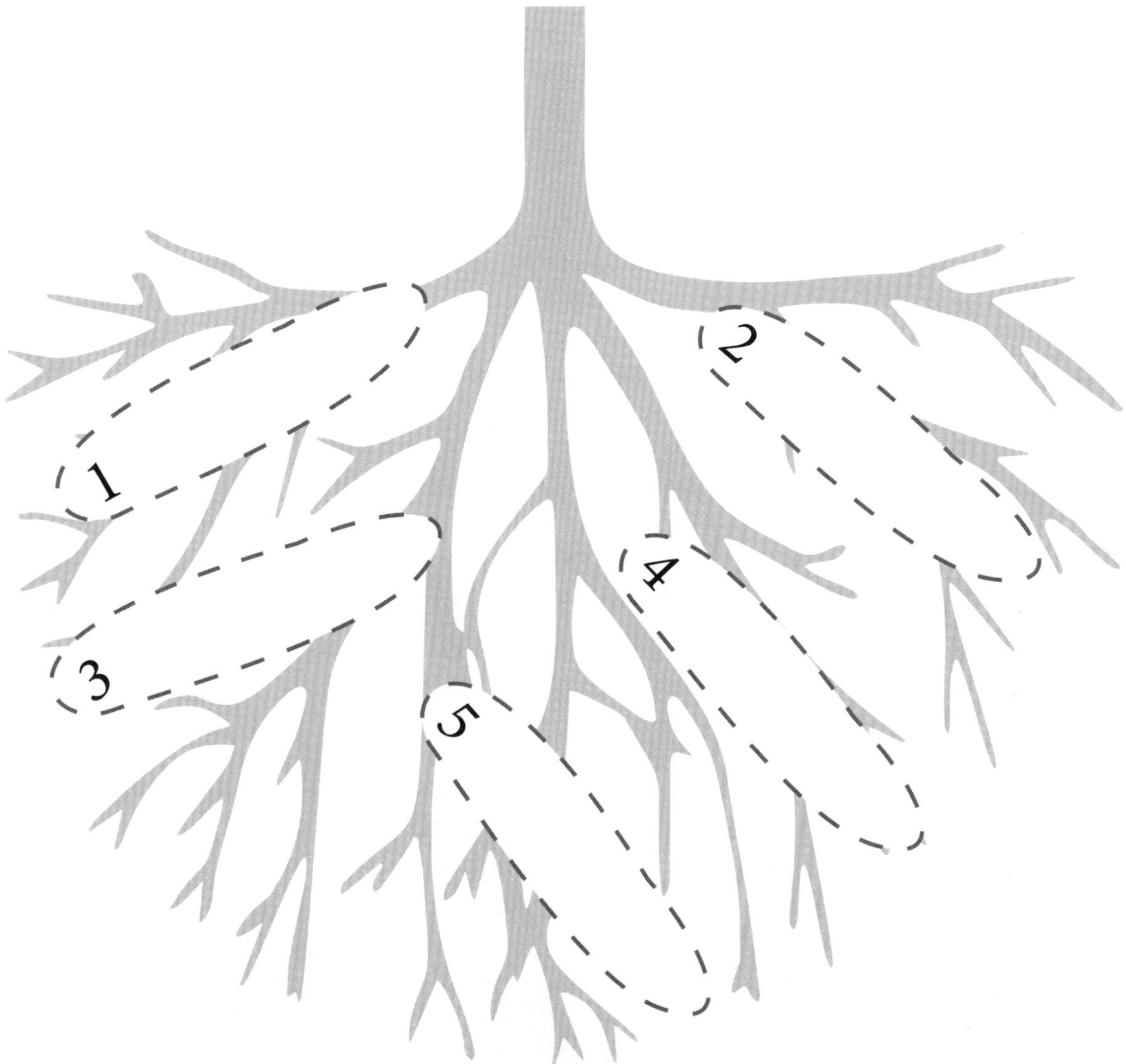

Überdenke die Werte, die du abgehakt hast und kreise deine top 5 Favoriten ein.

Nimm alle deine eigenen Werte mit auf, die nicht auf der Liste standen. Die Werte, die du einkreist sind deine Grundwerte oder die Werte, die dir am wichtigsten sind.

Wie du vielleicht weißt, wachsen Bäume von ihren Wurzeln aus aufwärts: nutze das Baum-Bild, um zu sehen, wie du dich entwickeln wirst. **Schreibe deine top 5 Werte in die Baumwurzeln und male deinen Baum mit Bunt- oder Filzstiften aus, wie immer du möchtest.**

Natur erkunden

In Japan gibt es eine Übung, die sich Waldbaden nennt. Das ist eine besondere Art und Weise in der Natur zu laufen und mit dankbarer Wachsamkeit, alles was du siehst und hörst bewusst wahrzunehmen. Einfach in der Natur zu sein kann beruhigend und tröstend wirken, vor allem wenn du deine Aufmerksamkeit darauf richtest. Versuch dir bei diesem Gedanken bewusst zu machen, wie deine Sinne auf deine Umgebung reagieren könnten.

Wähle einen Ort aus, wo du mit Erlaubnis deiner Eltern oder Erziehungsberechtigten umherlaufen kannst und von Natur umgeben bist. Während du läufst, mach deine Augen weit auf, um möglichst gut sehen zu können. Öffne deine Ohren, damit du besonders gut hören kannst und lass deine Nase die verschiedenen Gerüche der Natur aufnehmen. Halt von Zeit zu Zeit mal an, um dich darauf zu konzentrieren, was deine Sinne wahrnehmen. Die Natur ist ein Grundwert, der von vielen Menschen in verschiedenen Kulturen dieser Welt geteilt wird. Schau, ob du herausfindest, wie die Natur deine Grundwerte beeinflusst. Werde dir zum Beispiel bewusst, wie die Natur dir erlaubt, mit deinen Freunden draußen Zeit zu verbringen, wenn Freundschaft ein Grundwert von dir ist.

Wenn du deinen Spaziergang beendest, komm hierher zurück und zeichne, was du entdeckt hast. Vielleicht hast du ja auch etwas von deinem Gang mitgebracht, was du auf der nächsten Seite zeichnen möchtest.

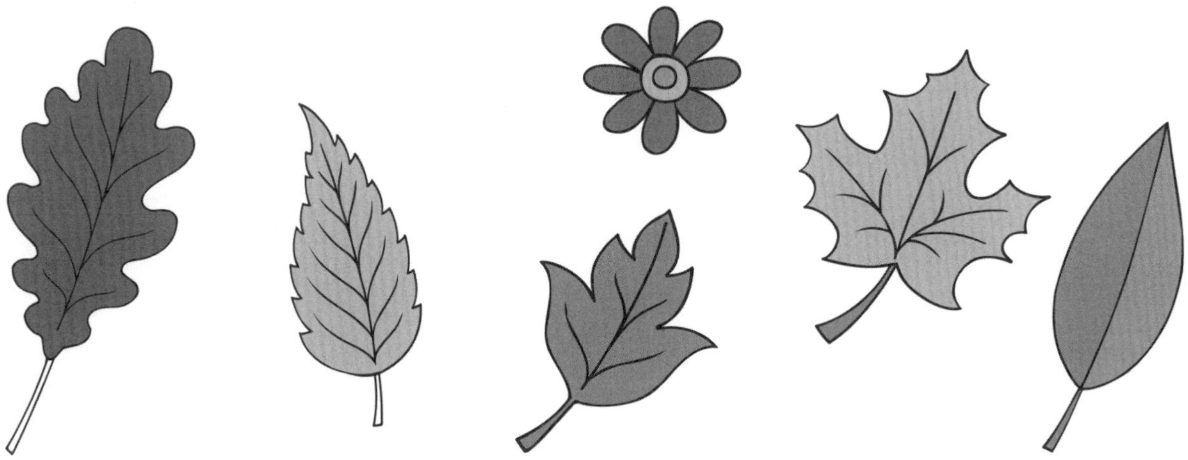

© Hobbs • Balentine, Therapie-Tools Selbstmitgefühl für Kinder. Beltz, 2024

Natur erkunden

Baum-Meditation

Du kannst dich mit der Natur verbinden, indem du zum Beispiel deine Fantasie nutzt. In dieser Übung wirst du dir vorstellen, mit deinem Rücken gegen einen Baumstamm gelehnt zu sitzen und die Kraft und Stabilität dieses gewaltigen Riesens zu spüren. Bäume sind widerstandsfähig und können Stürmen trotzen und andere Bäume unterstützen, wenn sie Hilfe benötigen.

(1) Nimm dir einen Moment, um eine bequeme Position zu finden.

(2) Wenn du dich bereit fühlst, schließe sanft deine Augen oder schau runter auf deine Knie.

(3) Jetzt nimm ein paar tiefe Atemzüge … Atme ein und wieder aus und atme dann sanft und leicht weiter.

(4) Achte darauf, wenn dein Welpen-Gehirn zu wandern beginnt und bringe deine Aufmerksamkeit dann direkt zurück zu deiner Atmung.

(5) Stell dir dich nun unter einem großen Baum sitzend vor, an dem du bequem lehnst.

(6) Nimm dir einen Moment, um dir vorzustellen, wie fest und stabil dieser Baum ist. Du kannst die Kraft dieses Baumes spüren, während du unter ihm zur Ruhe kommst. Nimm wahr, wie genau dieser Baum sich mit seinen vielen Ästen in Richtung Himmel streckt.

(7) Nun stell dir die Wurzeln des Baums vor, wie sie ihn mit der Erde und den Bäumen um sich herum verbinden. Bäume haben ein Wurzelsystem, welches es ihnen erlaubt, sich um andere zu kümmern und sie zu unterstützen.

© Hobbs • Balentine, Therapie-Tools Selbstmitgefühl für Kinder. Beltz, 2024

Baum-Meditation

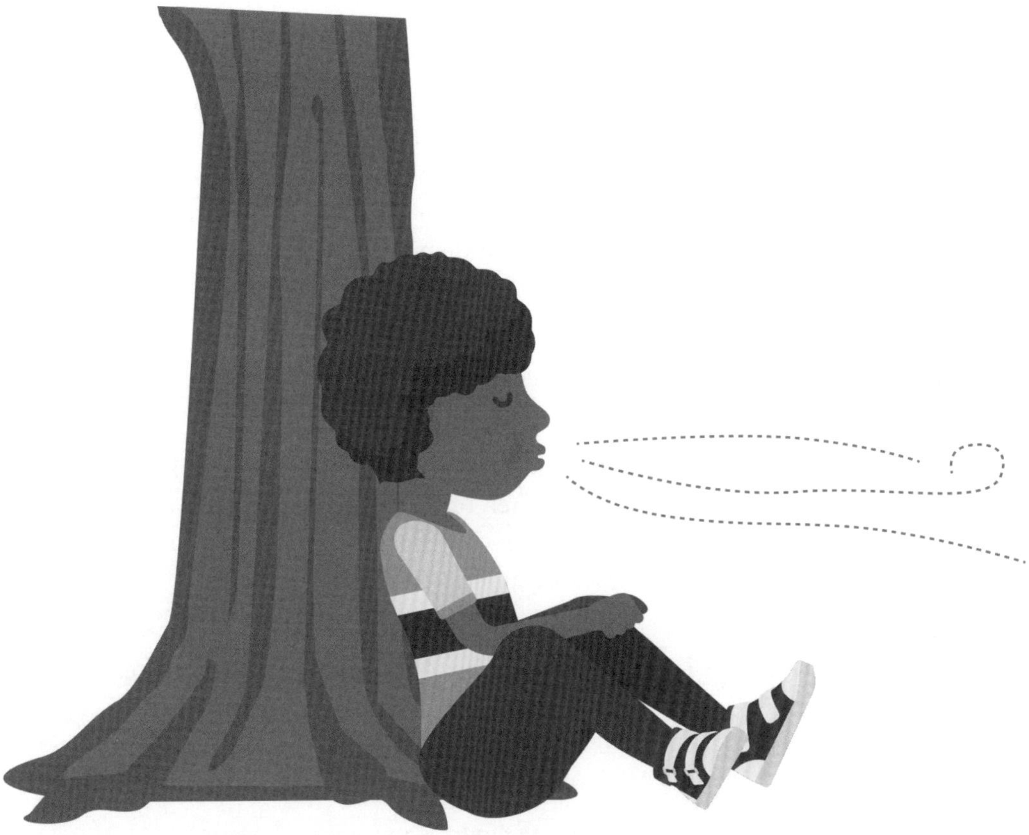

(8) Stell dir dich selbst als Baum vor, dessen Wurzeln tief in die Erde wachsen und dein Rücken ist ein starker, solider Baumstamm, der dich stützt und dir erlaubt auch bei stürmischem Wetter fest verankert zu sein.

(9) Erinnere dich daran, dass es deine Grundwerte sind, die dich mit dem, was dir wichtig ist, verwurzelt lassen und dir erlauben, dich um dich selbst und andere zu kümmern, wenn es nötig ist.

(10) Bleib noch ein paar Atemzüge lang entspannt sitzen und wenn du fertig bist, öffne langsam deine Augen.

Kreise das Emoji ein, das am besten darstellt, wie du dich nun fühlst, nachdem du dich als starken und soliden Baum vorgestellt hast, der in der Erde verwurzelt ist.

Baum-Yogaübung

Wie wäre es, die Kraft und Stabilität eines Baumes in deinem eigenen Körper zu spüren?

In dieser Yogaübung kannst du dir vorstellen, dass du mit deinen Füßen tief in der Erde Wurzeln schlägst und deine Arme wie die Äste eines Baumes nach oben in den Himmel streckst. Diese Haltung eignet sich hervorragend zum Ausgleich und zur Verbesserung der Konzentration. Du kannst die Kraft und Stabilität eines Baumes in deinem Körper spüren, so wie deine Grundwerte dich fokussieren und verwurzelt in dem halten, was in deinem Leben am wichtigsten ist. Versuche, die Position zu halten und Ruhe in deinen Geist zu bringen.

(1) Beginne damit, dass du kraftvoll und stabil wie ein Baum mit geschlossenen Beinen stehst.

(2) Schau geradeaus auf etwas, das vor dir liegt, aber nur mit einem weichen Fokus. Du kannst dir vorstellen, dass du durch einen Wald von Bäumen blickst. Behalte dir während der gesamten Übung diesen Fixpunkt. Du kannst zu dir sagen: »Ich glaube an mich selbst und an das, was mir wichtig ist«, während du dich durch diese Yogaübung bewegst.

(3) Lege beim Einatmen die Hände auf die Taille und beuge das rechte Knie, drehe es zur Seite und leg die Sohle des rechten Fußes auf die Innenseite der linken Wade, oder lege die Ferse des rechten Fußes auf den linken Knöchel. Atme ein und wieder aus.

(4) Lass dein linkes Bein stabil und gerade, stark wie den Stamm eines Baumes.

(5) Stell dir vor, dass dein linkes Bein tief in der Erde wurzelt, um dir zu helfen, dich stabil zu fühlen.

 © Hobbs • Balentine, Therapie-Tools Selbstmitgefühl für Kinder. Beltz, 2024

Baum-Yogaübung

(6) Atme wieder ein und drücke deinen rechten Fuß in dein linkes Bein, sodass du das Gefühl hast, dass deine Beine der Stamm des Baumes sind. Vielleicht nimmst du wahr, wie stabil sich dein Baumstamm anfühlt. Atme ein und atme aus.

(7) Wenn du das schaffst, führe die Handflächen vor deinem Herzen zusammen. Halte einen Moment inne und hebe dann beim Einatmen die Arme mit gespreizten Händen über den Kopf.

(8) Halte die Arme nach oben gestreckt und stell dir dann vor, dass von deinem linken Fuß aus Wurzeln tief in die Erde wachsen. So wie diese Baumstellung dir hilft, dich in deinem Körper stark und stabil zu fühlen, können deine Grundwerte dir helfen, dich in deinem Leben stark und stabil zu fühlen.

(9) Wenn du bereit bist, die Seite zu wechseln, drehe dein rechtes Knie nach vorne, atme aus und senke langsam deine Hände auf die Brust und deinen Fuß auf den Boden.

(10) Wiederhole dann die Baumübung mit dem anderen Bein.

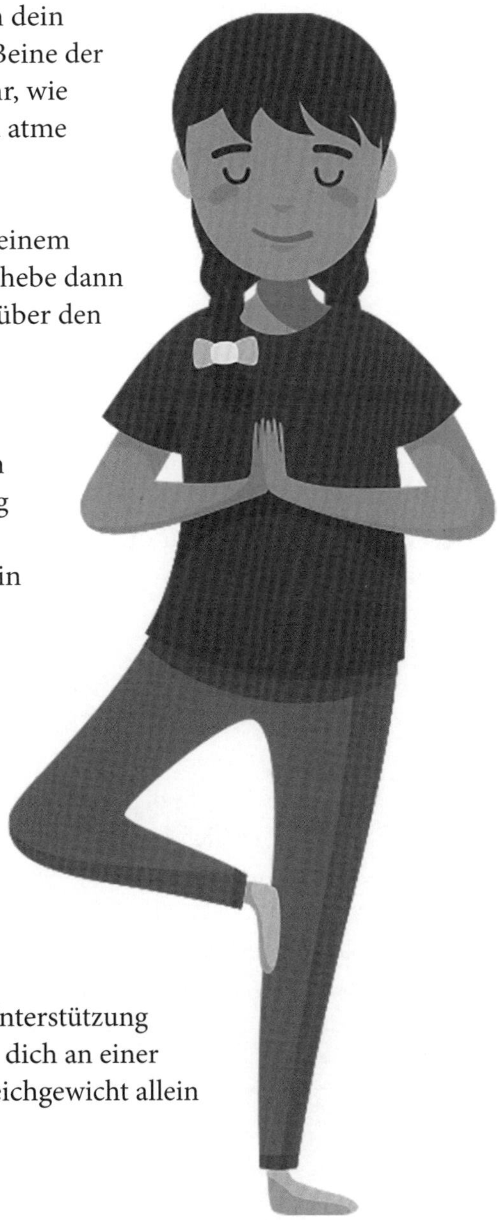

Wie ist es gelaufen? Wenn du beim Balancieren etwas Unterstützung brauchst, kannst du dich an einem Stuhl festhalten oder dich an einer Wand abstützen, bis du das Gefühl hast, dass du das Gleichgewicht allein halten kannst.

Deine Körper-Karte

Diese Übung ist eine spaßige Möglichkeit, um festzustellen, wie deine Grundwerte dir helfen, die Maßnahmen in deinem Körper zu ergreifen, die du möchtest. Du kannst eine Körper-Karte erstellen, die dir zeigt, wie dich deine Lieblings-Grundwerte bewegen.

Lies die folgenden Fragen für jedes Körperteil durch und schreibe deine Antworten auf die zugehörige Stelle des Körper-Umrisses.

Deine Haare: Welche Fähigkeiten oder Einstellungen würdest du gerne in deinem Leben aufnehmen? Freundlichkeit, Einzigartigkeit, Humor, Empathie, Härte, Sanftheit, Attraktivität oder etwas anderes?

Deine Augen: Was ist für dich wichtig zu sehen, wenn du in den Spiegel guckst? Dein Selbstbewusstsein, Stärke, Kreativität, Schönheit, Albernheit, Güte oder etwas anderes?

Deine Ohren: Was ist wichtig für dich zu hören? Die Geräusche der Natur, Anerkennung für gute Arbeit von Lehrern oder Eltern, gute Nachrichten über die Gesundheit oder Sicherheit von jemandem, Lachen von Freunden oder etwas anderes?

Dein Mund: Wie möchtest du mit anderen reden? Mit Humor, Ehrlichkeit, Mut, Freundlichkeit, Härte oder etwas anderes?

Deine Arme: Mit wem willst du dich verbunden fühlen? Mit einem Familienmitglied, Freund, Heldin, Haustier, ein Coach, Geistlicher oder einer besonderen Community? Oder ist da jemand, bei dem du dich gerne melden würdest?

Deine Hände: Was würdest du gerne mit deinen Händen schaffen? Ein Kunstwerk, schöne Musik, eine Geschichte, einen Ball fangen, eine Frisur, eine Dankeskarte, einen ordentlicheren Raum oder etwas anderes?

© Hobbs • Balentine, Therapie-Tools Selbstmitgefühl für Kinder. Beltz, 2024

Deine Körper-Karte

Deine Beine: Wofür willst du dich stark machen? Kinder, die gehänselt werden, saubere Luft oder Wasser, dein Recht auf freie Meinungsäußerung, deine Privatsphäre, die Wahrheit oder etwas anderes?

Deine Füße: Wo sollen dich deine Füße hinbringen, heute und in deinem Leben? Zu deiner Schule, dem Haus deiner Freundin, den Park oder Spielplatz, die Bücherei oder einen Laden, oder auf ein neues Abenteuer? Oder woandershin?

Wenn du möchtest, kannst du dich mit einem Elternteil, Erziehungsberechtigten, oder einem Freund hinsetzen und deine Grundwerte mit ihnen teilen, damit sie dich besser verstehen – wer du bist und wer du sein willst. Erinnere dich daran, dass Grundwerte dir helfen können, eine freundliche Einstellung zu dir selbst und allen Lebewesen zu erschaffen.

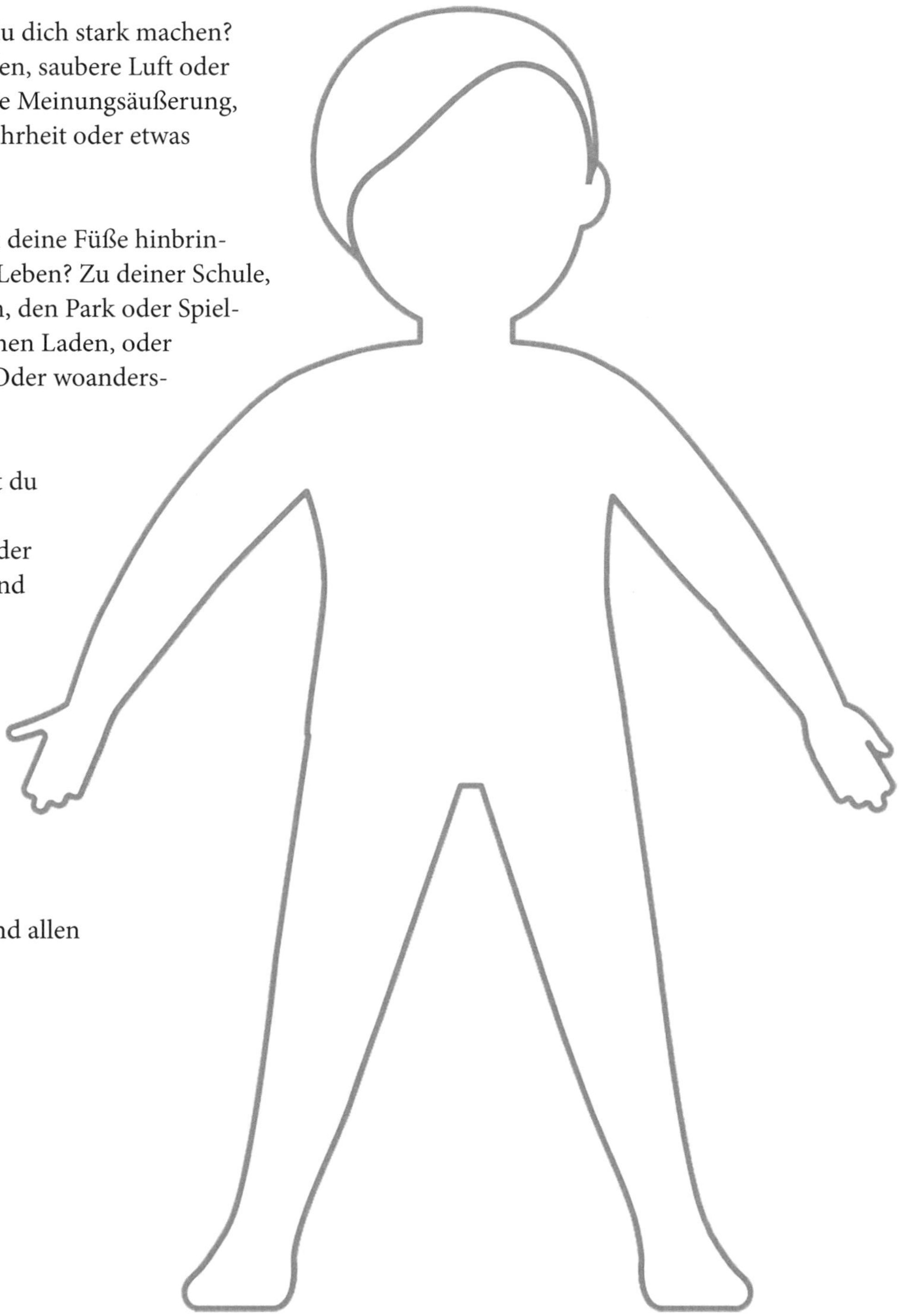

Ein Versprechen an dich selbst

Gestalte den äußeren Rahmen so wie du möchtest, mit bunten Farben und Mustern. Nachdem du den Bilderrahmen dekoriert hast, suche dir einen Grundwert aus, der dich zu der Version von dir begleiten kann, die du werden möchtest. Schau, ob du diesen Grundwert in ein Versprechen an dich selbst verwandeln kannst.

Dieses Versprechen kann wie ein sicherer Ort für dich sein, an den du zurückkehrst, wenn du dich ein wenig verloren fühlst. Beispiele wären Sätze wie »Ich möchte eine gute Freundin für dich sein« oder »Ich möchte mich gut um mich kümmern« oder »Ich möchte mir mehr Mühe für meine Hausaufgaben nehmen«. **Schreibe dein Versprechen in den Bilderrahmen.**

Wenn du möchtest, kannst du den Bilderrahmen ausschneiden und an deine Wand hängen, um dich an dein Versprechen zu erinnern. Frag einen Elternteil oder Erziehungsberechtigten oder einen anderen Erwachsenen um Hilfe, wenn du sie brauchst.

 © Hobbs • Balentine, Therapie-Tools Selbstmitgefühl für Kinder. Beltz, 2024

Ein Versprechen an dich selbst

Zitronen in Limonade verwandeln

Fast jeder hat Angst zu versagen! Aber es sind die Fehler und Schlamassel im Leben, die uns die wichtigsten Lektionen lehren können. Das ist so, weil, wenn du mit etwas kämpfst, hast du die Möglichkeit, Stärken in dir zu entdecken, von denen du nicht wusstest, dass du sie hast. Das kann dich stärker und widerstandsfähiger machen und dir helfen, dich schneller von schwierigen Lebenslagen zu erholen.

Denk an eine Zeit zurück, in der du mit etwas zu kämpfen hattest oder einen Fehler gemacht hast. Vielleicht eine Zeit, als du gerade sehr hart an etwas gearbeitet hattest, aber es nicht so ausgegangen ist, wie du gehofft hattest.

(1) Schreibe die Schwierigkeit oder die saure Situation in die Zitronen-Abbildung unten.

(2) Notiere dir die Lektion, die du von dem Fehler gelehrt bekommen hast auf das Limonadenglas.

(3) Nun schreibe auf den Strohhalm die Grundwerte, die dir in so einer Situation geholfen hätten.

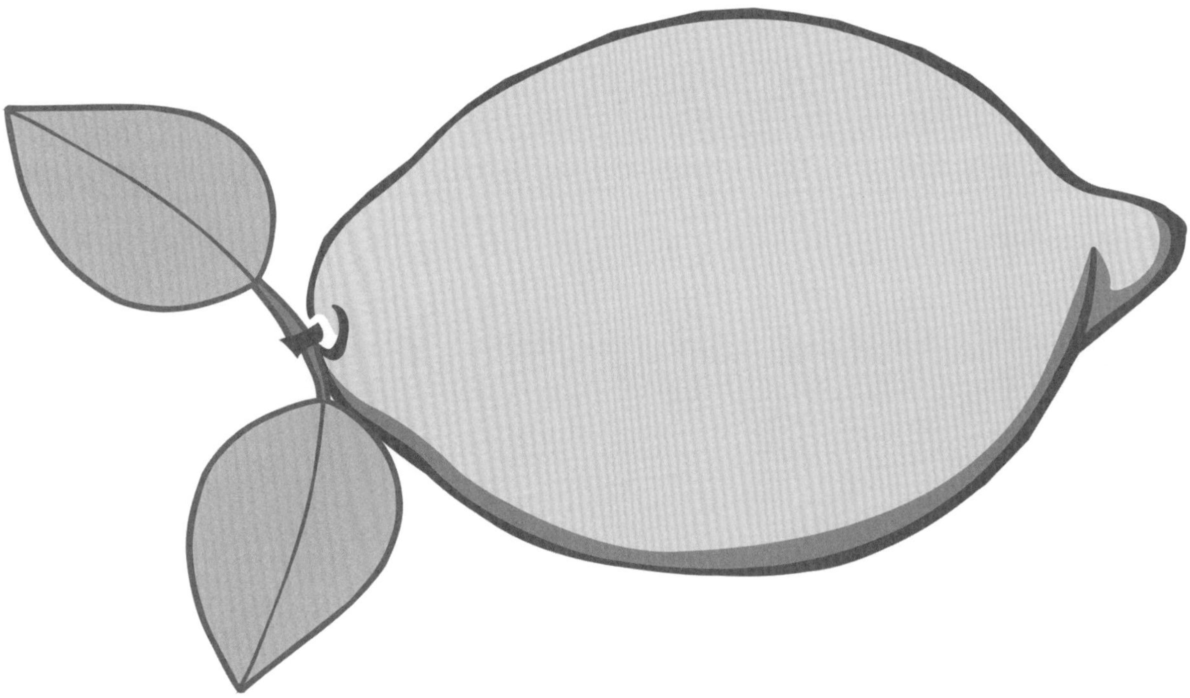

 © Hobbs • Balentine, Therapie-Tools Selbstmitgefühl für Kinder. Beltz, 2024

Zitronen in Limonade verwandeln

Diese Übung zeigt, wie man Zitronen in Limonade verwandeln kann, was dasselbe ist, wie eine saure Situation in eine süße umzuändern.

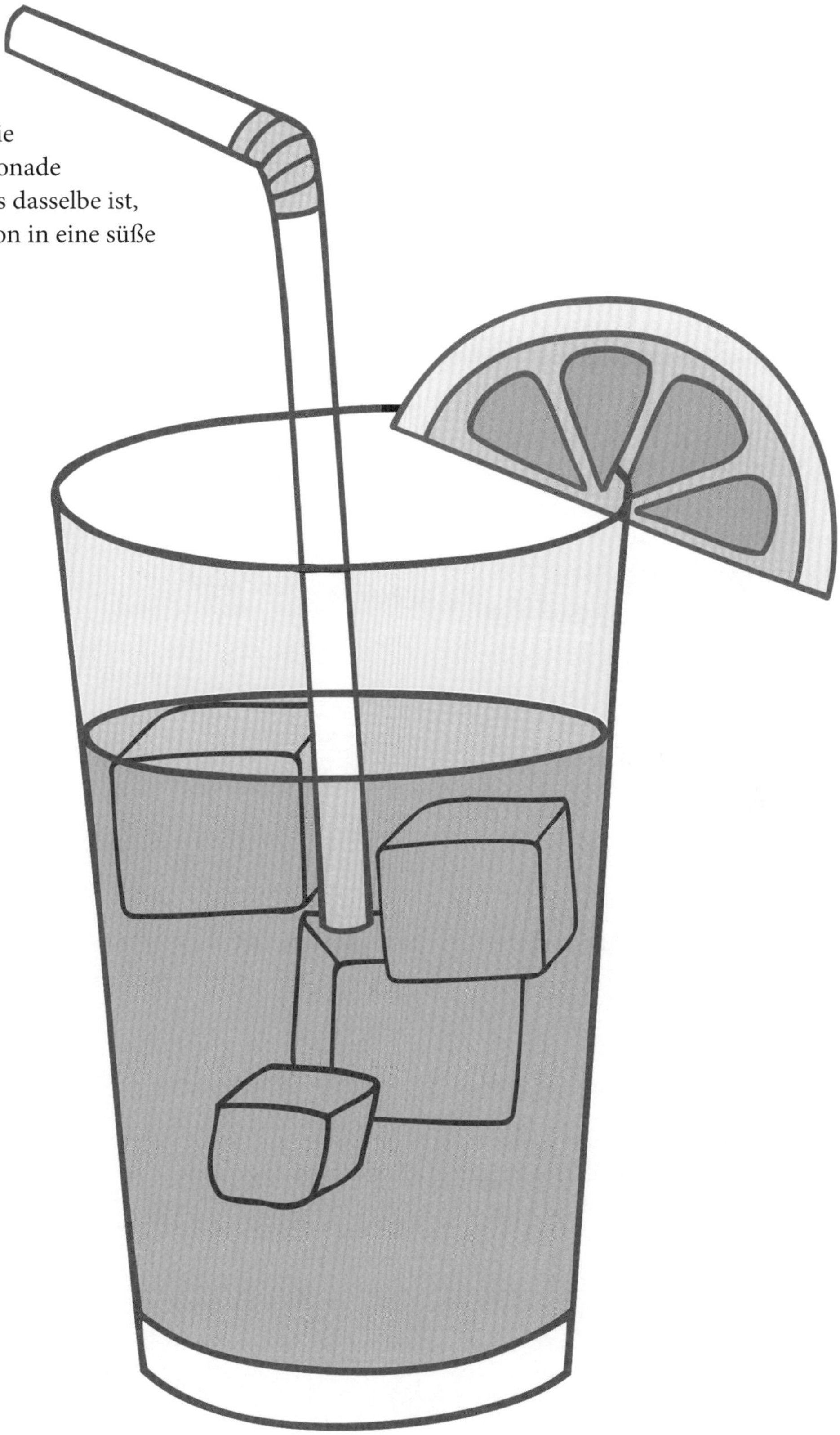

Hausgemachte Limonade

Limonade selbst zu machen ist eine Möglichkeit dich daran zu erinnern, dass du oft saure Situationen in süße verwandeln kannst, indem du schaust, auf welche Art und Weise sie dich stärker werden lassen.

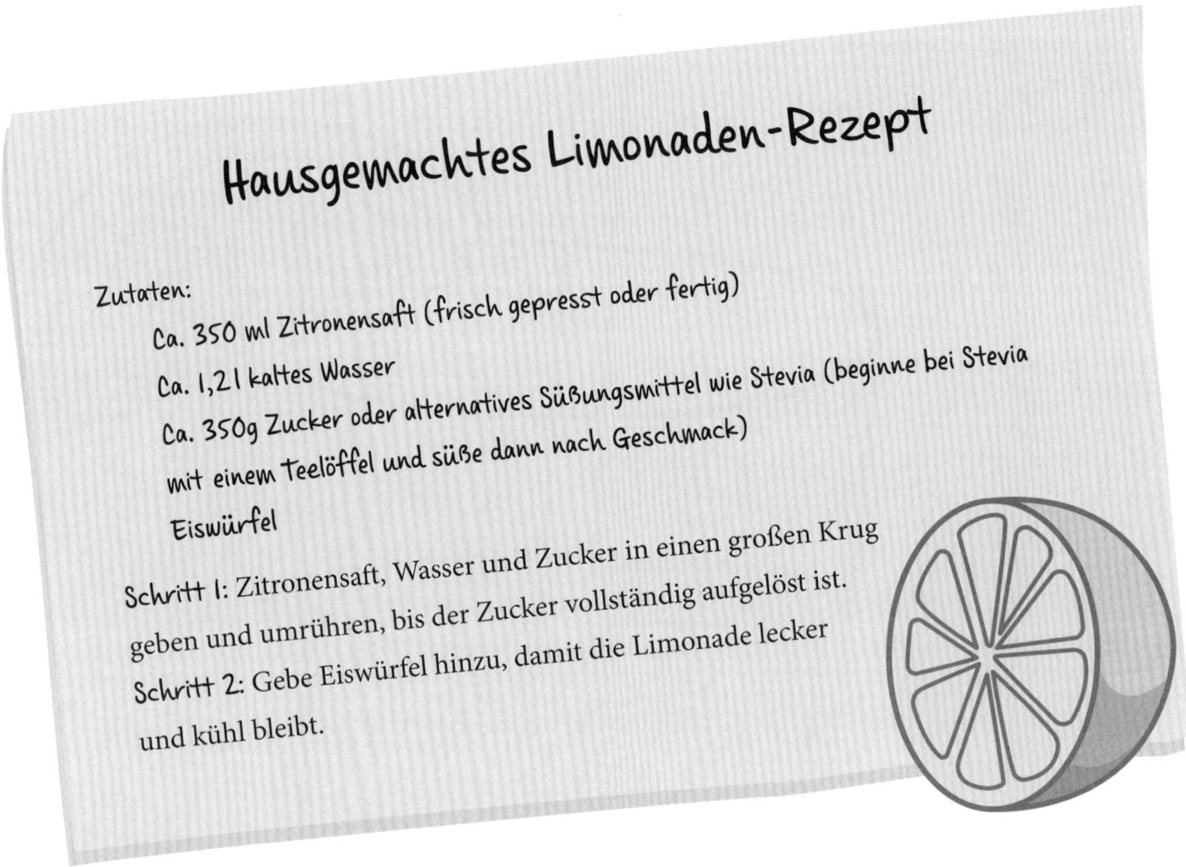

Hausgemachtes Limonaden-Rezept

Zutaten:

Ca. 350 ml Zitronensaft (frisch gepresst oder fertig)

Ca. 1,2 l kaltes Wasser

Ca. 350 g Zucker oder alternatives Süßungsmittel wie Stevia (beginne bei Stevia mit einem Teelöffel und süße dann nach Geschmack)

Eiswürfel

Schritt 1: Zitronensaft, Wasser und Zucker in einen großen Krug geben und umrühren, bis der Zucker vollständig aufgelöst ist.

Schritt 2: Gebe Eiswürfel hinzu, damit die Limonade lecker und kühl bleibt.

Stelle sicher, dass du deine Achtsamkeitskompetenzen einsetzt, wenn du deine Limonade vorbereitest und sie dann mit all deinen Sinnen auskostest und genießt.

Meine eigene Werkzeugkiste für »Was mir am meisten bedeutet«

Jetzt, wo du weißt hast, was Grundwerte sind, kannst du dich darauf verlassen, dass sie dich in die Richtung leiten, in die du gehen willst und dir helfen, zu der Person zu werden, die du sein willst.

Kreuze die Übungen an, die du gelernt hast und nochmal ausprobieren möchtest.

- ☐ Wie verbringst du gerne deine Zeit?
- ☐ Deine Grundwerte entdecken
- ☐ Natur erkunden
- ☐ Baum-Meditation
- ☐ Baum-Yogaübung
- ☐ Deine Körper-Karte
- ☐ Ein Versprechen an dich selbst
- ☐ Zitronen in Limonade verwandeln
- ☐ Hausgemachte Limonade

TEILEN HEISST, SICH ZU KÜMMERN

Was hast du über Grundwerte gelernt, was du gerne mit einem Freund oder einer Freundin teilen würdest? Schreibe den Namen eines Freundes oder einer Freundin und eine Übung oder Idee auf, die du gerne mit ihr oder ihm teilen möchtest.

Der Name deines Freundes/deiner Freundin: ....

Was würdest du gerne mit ihm/ihr teilen? ....

....

....

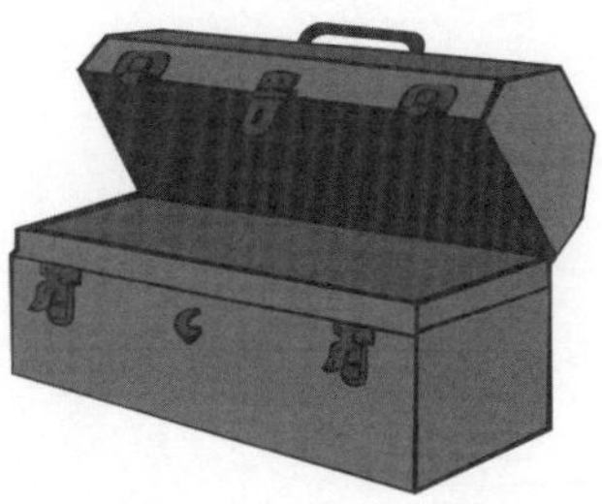

7 Deinen inneren Drachen zähmen

In diesem Kapitel arbeiten Sie mit den Kindern an dem Umgang mit ihren starken Gefühlen, üben also Emotionsregulation. Kindgerecht verpackt, bietet dieses Kapitel verschiedene Übungen und Anregungen für Kinder, um mit ihrer oftmals überfordernden Gefühlswelt zurechtzukommen.

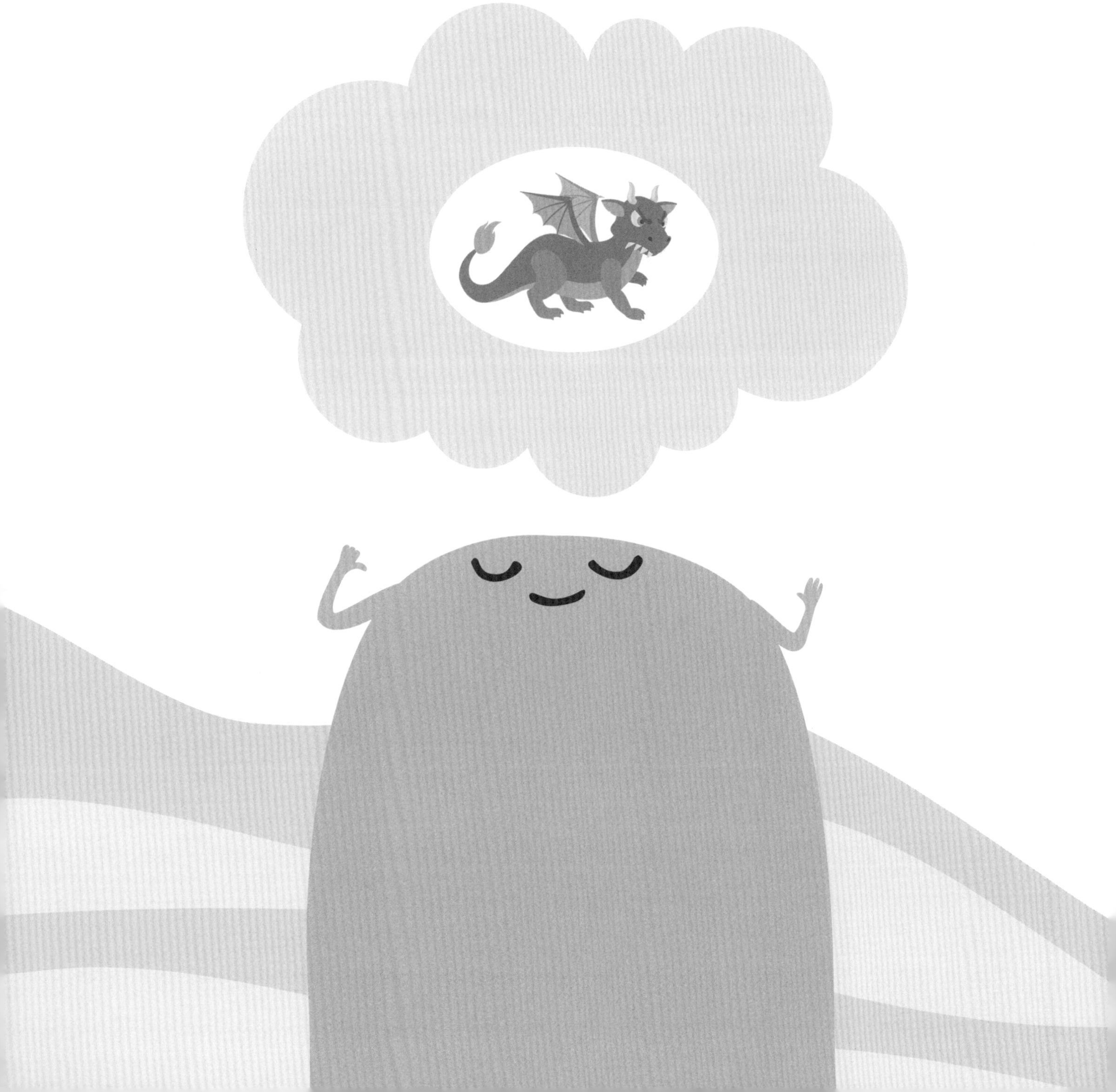

Info- und Arbeitsmaterialien

INFO 8 Dein innerer Drachen
Dieses Infoblatt normalisiert große Emotionen für Kinder und veranschaulicht große, beängstigende Emotionen wie Wut, Trauer etc. als feuerspeienden Drachen und zeigt auf, dass sie lernen können, damit umzugehen.

AB 69 Großen Gefühlen mit einem mutigen Herzen begegnen
Hier können Sie den Kindern starke Gefühle erklären und sie reflektieren lassen, welche sie davon bereits gefühlt haben. Außerdem sollen sie sagen, welches Gefühl das bisher herausforderndste war und sie deshalb gerne besser kennenlernen würden, um damit in Zukunft besser umgehen zu können.

AB 70 Drachenatem-Yogaübung
In dieser Yogaübung sollen Kinder beim Ausatmen wie ein Drache brüllen und damit lernen, ihre großen Emotionen rauszulassen. Auf den nächsten beiden Seiten der Übung soll die Wirkung der Atmung reflektiert werden. Außerdem bietet das Arbeitsblatt eine kindgerechte Einführung in die Funktionsweise des Gehirns. Es wird hier nach Siegel und Payne Bryson (2012) in ein oberes und unteres Gehirn aufgeteilt, die über ein »Treppenhaus« miteinander kommunizieren.

AB 71 Entwirre dein Gehirn
Diese Übung greift Worte aus dem **AB 70** »Drachenatem-Yogaübung« wieder auf – allerdings ist ein Buchstabensalat entstanden. Um die gelernten Begriffe rund um das Gehirn zu wiederholen, sollen die Kinder die Buchstaben wieder in die richtige Reihenfolge bringen.

AB 72 Die Magie von Oobleck
Bei diesem Experiment soll den Kindern bewusst gemacht werden, dass sich große Emotionen unterschiedlich beängstigend anfühlen, je nachdem wie mit ihnen umgegangen wird. Genau wie Oobleck können auch Emotionen kleiner/weicher werden, wenn man sie einfach sein lässt und keinen Druck ausübt.

AB 73 »Benenne es, um es zu zähmen«-Übung
Dieses Arbeitsblatt erklärt den Kindern, warum es auch helfen kann, sich bewusst zu machen, welche Emotion einen gerade überrennt, um rationaler mit der Situation umgehen zu können. Dabei sollen sie sich an vergangene Situationen zurückerinnern, in denen sie eine starke Emotion gefühlt haben und dann diese Emotion benennen (z. B. »Das ist Wut …«).

AB 74 Lokalisiere das Gefühl in deinem Körper
Diese Übung leitet die Kinder an, herauszufinden, wo sich die große Emotion in ihrem Körper zeigt, ob als Enge im Brustbereich oder als Schmetterlinge im Bauch. Diese Übung kann als vorbereitend für das **AB 75** »Entspann dich, komm runter und lass los-Meditation« angesehen werden. Wenn Kinder wissen, wo sich die Anspannung in ihrem Körper befindet, können sie sich gezielter beruhigen und die starke Emotion loslassen.

AB 75 »Entspann dich, komm runter und lass los«-Meditation
In dieser Meditationsanleitung lernen die Kinder, ihre großen Emotionen, die sich in ihren Körpern als Schmerzen oder Anspannungen ausdrücken, durch Atmung weicher zu machen und damit ihren Körper zu beruhigen und die Emotion loszulassen. Zu dieser Übung ist eine Audioaufnahme auf beltz.de verfügbar.

AB 76 Mache mit deinem Drachen einen Spaziergang
Diese Übung bietet Kindern eine weitere Möglichkeit, sich zu beruhigen, gerade wenn sie große Emotionen fühlen (also der innere Drache aktiviert ist). Diese Möglichkeit beinhaltet einen Spaziergang in der Natur (im Wald oder Park) zu machen, um die Vorteile der Natur zu nutzen. Dabei sollen sie bewusst im gegenwärtigen Moment sein und ihre Sinne einsetzen, um sich zu beruhigen.

AB 77 Eine freundliche Sockenschlange zur Beruhigung
Auch diese Übung zeigt den Kindern eine alternative Beruhigungstechnik: sanfte, warme Berührungen. Um sich diese selbst geben zu können, bietet dieses Arbeitsblatt eine Anleitung, um eine Schlange aus Socken zu basteln. Diese Socke kann man erwärmen und auf die Stellen des Körpers legen, die Zuwendung brauchen.

AB 78 Dein ruhiger und entspannter innerer Drache
Nun, da die Kinder Techniken gelernt haben, wie sie ihren inneren Drachen beruhigen können, dürfen sie ihn am Ende des Kapitels ausmalen. Dieses Arbeitsblatt enthält ein Ausmalbild eines Drachen.

AB 79 Meine eigene Werkzeugkiste für »Meinen inneren Drachen zähmen«
Diese Vorlage nennt nochmal jede der Übungen aus dem Kapitel, damit das Kind reflektieren kann, welche es als besonders hilfreich erlebt hat und noch einmal ausprobieren möchte. Dadurch sammelt es Strategien, mit denen es herausfordernde Situationen besser bewältigen kann.

INFO 8 • K

Dein innerer Drachen

Jeder Mensch, egal welchen Alters, erlebt große Gefühle. Manche dieser großen Gefühle können sich gut anfühlen, wie Freude und Aufregung, aber manchmal können sie sich auch beängstigend anfühlen, als ob ein feuerspeiender Drache in dir wohnen würde. Wenn Dinge schiefgehen, kann es sein, dass du dich nicht in der Lage fühlst, mit diesen großen Gefühlen umzugehen. Hierzu ist es wichtig zu lernen, wo diese großen und manchmal gruseligen Emotionen herkommen und wie man sie zähmen und sich mit ihnen anfreunden kann. Du kannst diese Reise beginnen, indem du kennenlernst, was einige dieser Gefühle bedeuten und wie man ihnen mit einem mutigen Herzen begegnen kann. Sobald du weißt, wie man ihnen entgegentritt, kannst du lernen, sie zu zähmen, so wie ein Drachenreiter weiß, wie man einen feuerspeienden Drachen zähmt.

Großen Gefühlen mit einem mutigen Herzen begegnen

Schau dir die Ausdrücke unten an und umkreise die großen Gefühle, die du schon einmal gefühlt hast.

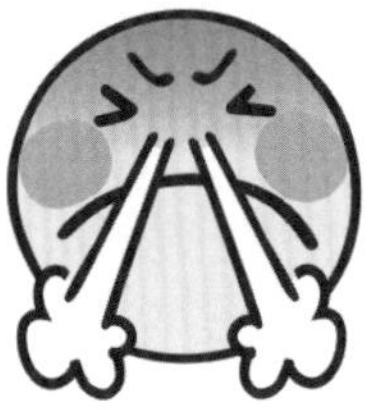

Frustration

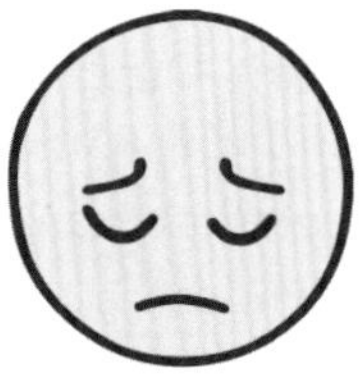

Enttäuschung

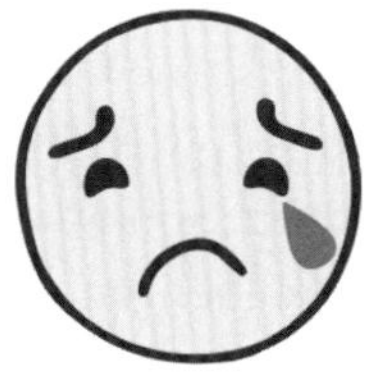

Traurigkeit

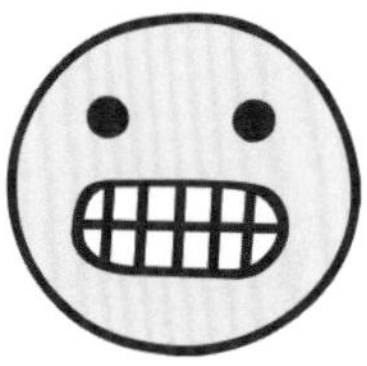

Angst

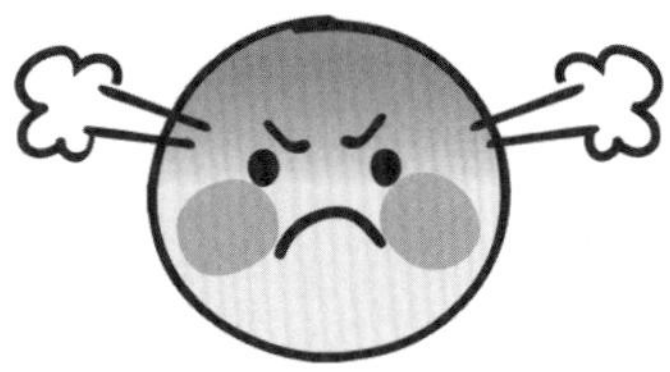

Wut

Notiere hier nun das Gefühl, das die größte Herausforderung für dich darstellt und das du gerne besser kennenlernen möchtest.

....

© Hobbs • Balentine, Therapie-Tools Selbstmitgefühl für Kinder. Beltz, 2024

Drachenatem-Yogaübung

Hast du jemals einen Drachen brüllen hören? Das kann laut und manchmal glühend heiß werden. Vielleicht hast du ab und zu deinen inneren Drachen gehört. In dieser Yogaübung kannst du eine kraftvolle Drachenatmung verwenden, um deinen inneren Drachen zu zähmen.

(1) Stell dir einen feuerspeienden Drachen vor, während du fest mit beiden, hüftbreit aufgestellten Beinen auf dem Boden stehst. Hebe deine Hände so hoch, dass sie vor deiner Brust sind und beuge deine Finger, um Krallen zu machen.

(2) Nun nimm einen tiefen Atemzug und wenn du ausatmest, öffne deinen Mund ganz weit und strecke deine Zunge so weit raus wie du kannst und brülle dabei laut wie ein Drache.

(3) Wiederhole das tiefe Einatmen und Brüllen noch ein paar Mal. Wenn du einatmest, hebe deinen Kopf an und lege ihn in den Nacken wie ein Drache, der sich dazu bereit macht, ein feuriges Brüllen rauszulassen, und strecke deine Zunge weit raus, sobald du deinen nächsten Atem ausbrüllst.

(4) Achte darauf, wie es sich anfühlt, wie ein Drache auszuatmen.

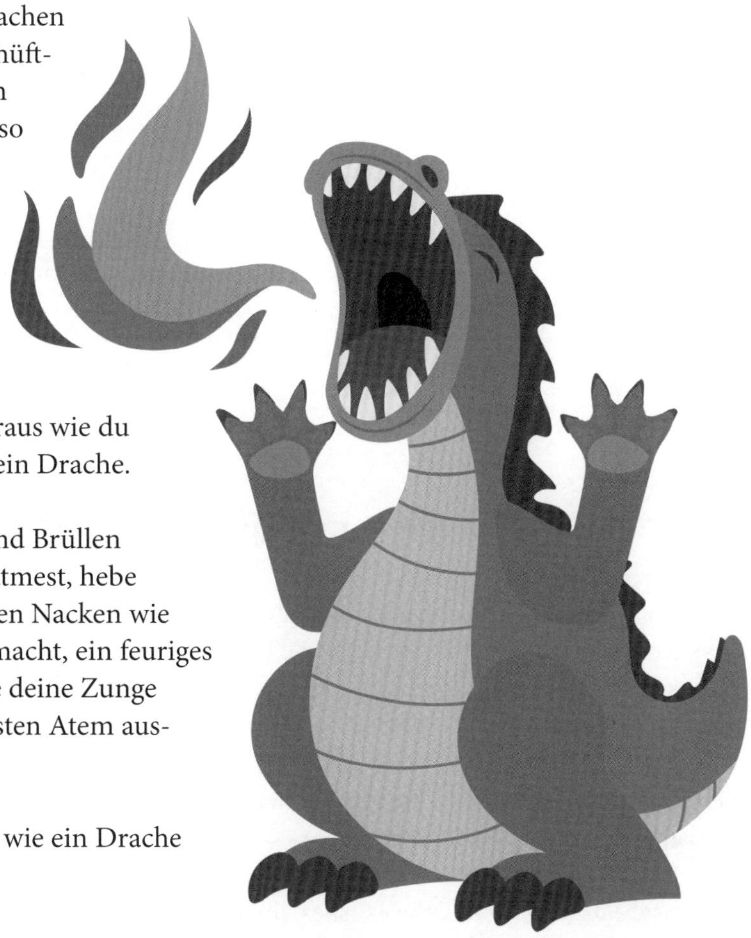

Das nächste Mal, wenn du bemerkst, dass dein innerer Drache der großen Gefühle hochkocht, kannst du diese Drachenatmung anwenden, um diese mit dem feurigen Brüllen des Drachens rauszulassen.

Drachenatem-Yogaübung

Was ist in deinem Körper passiert, als du ausgeatmet und gebrüllt hast wie ein Drache? Kreise die Worte ein, die beschreiben, was du in deinem Körper gefühlt hast.

Wärme	Energie
Aufregung	Entspannung
Stärke	Kühle
Müdigkeit	Anspannung

Sind dir andere Gefühle aufgefallen, die hochgekommen sind, als du wie ein Drache geatmet hast? Wie z. B. Albernheit oder Entspannung?

....

WO DER INNERE DRACHE LEBT

Eine Möglichkeit dein Gehirn zu verstehen, ist es, es als Haus mit einem Ober- und Untergeschoss zu sehen (Siegel & Payne Bryson, 2012). Das Ober- und Untergeschoss sind zwei Teile des Gehirns, die zusammenarbeiten, um dir zu helfen mit deinen großen Gefühlen umzugehen und gute Entscheidungen zu treffen.

Hier kommen noch weitere Informationen über die zwei Teile deines Gehirns. Schau, ob du raten kannst, wo dein innerer Drache lebt.

Die Aufgabe deines oberen Gehirns ist es, dir zu helfen, Probleme zu lösen und gute Entscheidungen zu treffen. Es ist auch dafür verantwortlich deine Aufmerksamkeit zu fokussieren und dir zu helfen, dich etwas zu beruhigen. Der präfrontale Kortex ist ein spezieller Teil des oberen Gehirns, welcher die oberen und unteren Gehirne dabei unterstützt, zusammenzuarbeiten. Eine Möglichkeit dir deinen präfrontalen Kortex vorzustellen ist, dass er sich wie ein *Drachenreiter* verhält, der deinen inneren Drachen mit all seinen großen Gefühlen leiten und zähmen kann.

Drachenatem-Yogaübung

Du brauchst das untere Gehirn, weil es dich vor gefährlichen und beängstigenden Situationen schützt, die an einem kleinen Ort namens Amygdala Alarm auslösen. Wenn der Alarm ausgelöst wird, weckt das deine großen Gefühle. Manchmal fühlen sich diese großen Gefühle an wie ein feuerspeiender Drache, der sich in den Kampf stürzt, sobald der Alarm ertönt. Manchmal lässt sich dieser innere Drache hinreißen und reagiert auf eine Art und Weise, die dir vielleicht nicht gefällt, weil er z. B. gemeine Dinge zu anderen sagt.

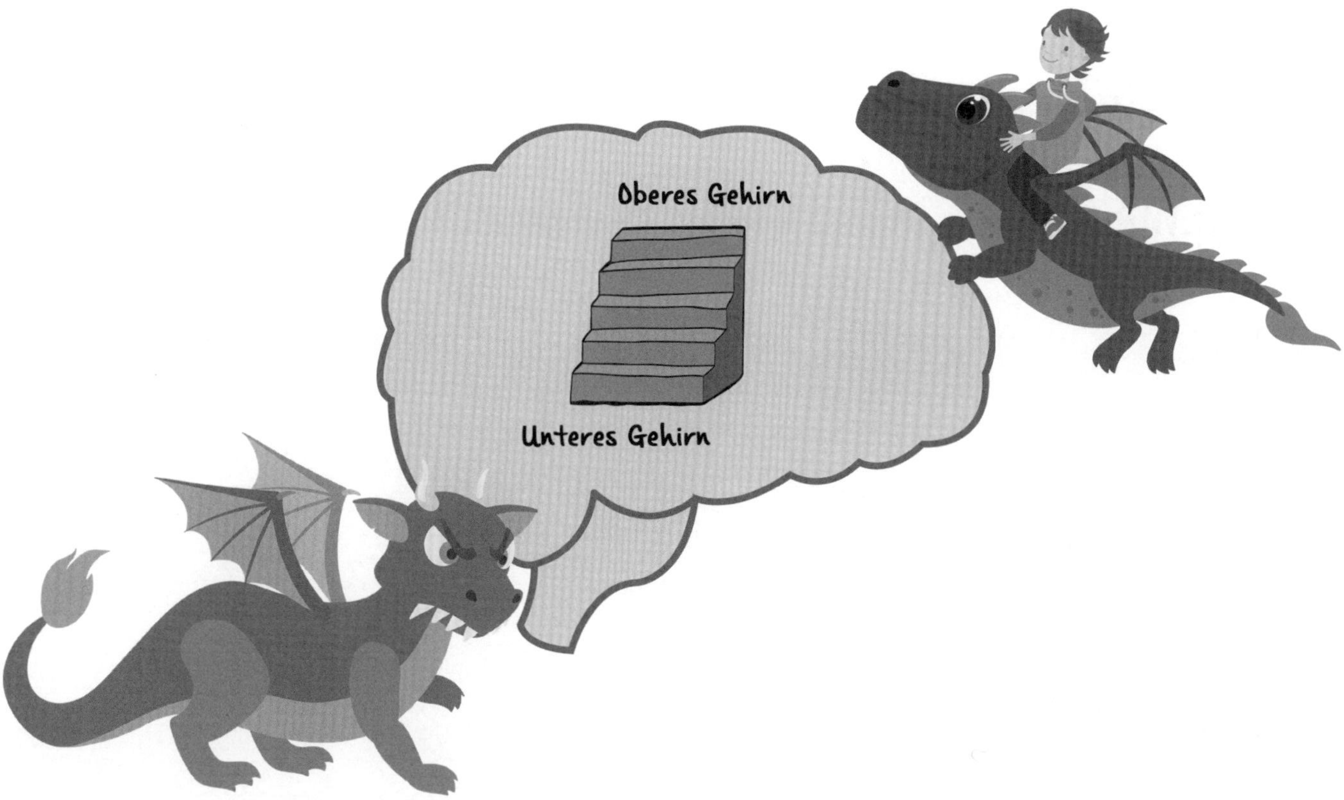

Wenn das untere und das obere Gehirn kommunizieren, fühlst du dich in Kontrolle und sicher. Dann kannst du gute Entscheidungen treffen, mit Herausforderungen umgehen und dich gut mit dir selbst und anderen fühlen. As hättest du einen Drachenreiter, der weiß, wie man den inneren Drachen trainiert und zähmt.

Um mit deinen Gefühlen umzugehen, hilft es dem unteren und dem oberen Gehirn, wenn sie weiterhin in Verbindung stehen, so wie ein Treppenhaus das Unter- und das Obergeschoss in einem Haus verbindet. Die gute Nachricht ist, dass du deinem Drachenreiter Werkzeuge an die Hand geben kannst, um deinen inneren Drachen zu zähmen and deine großen Gefühle zu beruhigen. Das wird deinen Drachenreiter dazu bringen, nach unten zu gehen und mit deinem Drachen zu arbeiten, damit du ruhig und in Kontrolle bleiben kannst.

Entwirre dein Gehirn

Diese durcheinander gekommenen Wörter haben etwas mit dem Gehirn zu tun. Schau, ob du sie entschlüsseln kannst.

RHINEG ....

GALMDAAY ....

BNEO ....

EFELHÜG ....

NTNEU ....

AHDCRE ....

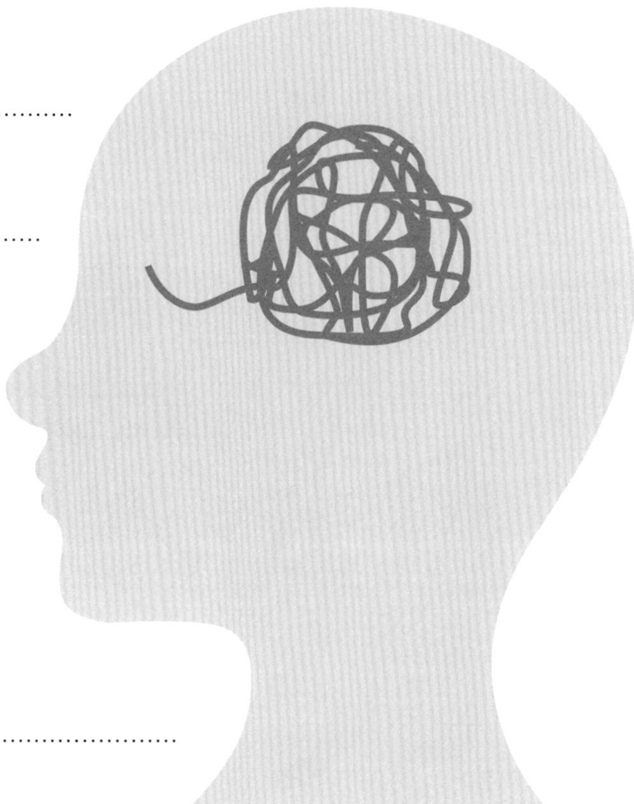

Lösungen: Gehirn, Amygdala, oben, Gefühle, unten, Drache

Die Magie von Oobleck

Oobleck ist eine magische und unterhaltsame Möglichkeit zu lernen, wie deine großen Gefühle dahinschmelzen können, wenn du freundlich und mitfühlend mit dir selbst bist. Du wirst deine Achtsamkeitskompetenzen einsetzen, um die überraschenden Eigenschaften dieser rätselhaften Substanz zu erleben. Schau, ob du das Geheimnis lösen kannst, was Oobleck fest macht und was es weicher werden oder schmelzen lässt.

Materialien, die du benötigst: eine große Schüssel, einen Messbecher, Löffel, Speisestärke, Lebensmittelfarben, Glitzer, Wasser

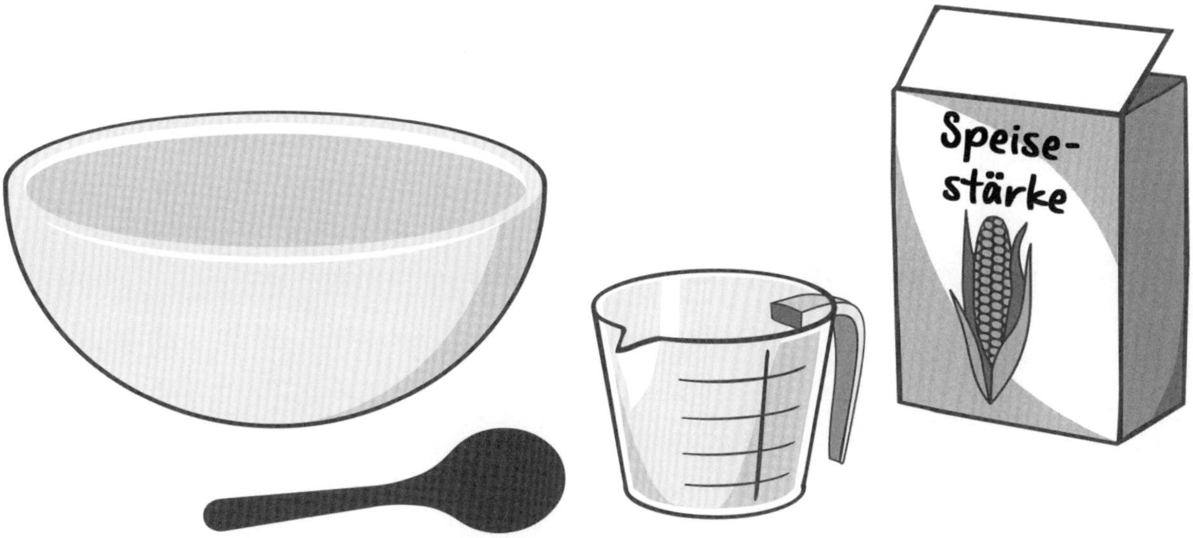

Anleitung:

Zur Herstellung von Oobleck werden ca. 250 ml Wasser und ca. 375 g Speisestärke abgemessen, die du dann in einer Schüssel mit einem Löffel oder deinen Händen vermischst. Wenn es keine feste Form behält, wenn du es knetest, arbeite etwas mehr Speisestärke ein, aber immer nur ein paar Esslöffel auf einmal, bis die Masse die richtige Konsistenz erreicht hat. Du musst die Masse ein paar Minuten mischen, bis das Verhältnis genau passt. Wenn du möchtest, füge ein paar Tropfen Lebensmittelfarbe oder eine Prise Glitzer hinzu. Rühre weiter um und füge nach und nach weitere Lebensmittelfarbe oder Glitzer hinzu, wenn du möchtest.

Die Magie von Oobleck

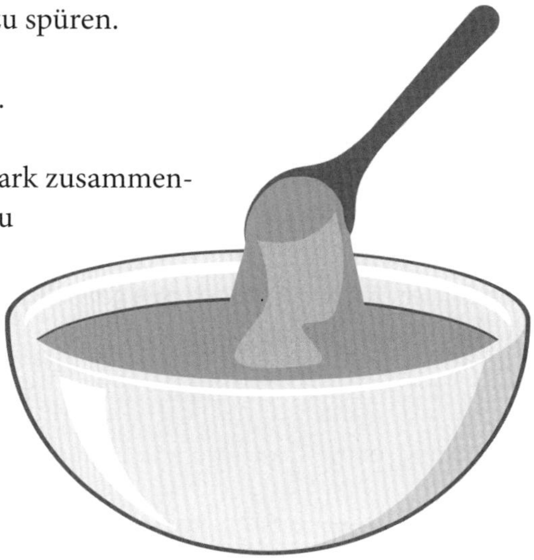

(1) Nimm dir etwas Zeit, um Oobleck in deinen Händen zu spüren.

(2) Achte darauf, wie sich die Textur des Ooblecks anfühlt.

(3) Nimm wahr, was passiert, wenn du es in einer Hand stark zusammendrückst und wie es seine Form von weich und flüssig zu fest ändert, wenn du es zusammendrückst.

(4) Was passiert, wenn du deine Hand wieder öffnest?

(5) Nachdem du deine Hände gewaschen hast, schreibe unten auf, was du über das Rätsel von Oobleck herausgefunden hast. Was ist passiert, als du das Oobleck zusammengedrückt hast and was ist passiert, als du deine Hand geöffnet hast?

Schreibe auf, was du entdeckt hast, während du mit dem Oobleck experimentiert hast.

....

....

....

Dir ist bestimmt aufgefallen, wie das Oobleck sich verfestigt hat, wenn du es in deiner Hand gedrückt hast. Dann ist es wieder weich geworden, wenn du deine Hand geöffnet und losgelassen hast. Große Gefühle sind genauso. Manchmal, wenn dein innerer Drache die Kontrolle übernimmt, können große Gefühle deinen Körper angespannt und zusammengequetscht fühlen lassen. Aber wenn du dich entspannst, atmest und loslässt, kann der Körper wieder weicher werden und diese großen Gefühle dahinschmelzen.

Du sollst die Gelegenheit bekommen, ein starkes Gefühl zu benennen und herauszufinden, wo es sich in deinem Körper zeigt. Dann wirst du die Möglichkeit bekommen, diesen zu entspannen und das starke Gefühl loszulassen, so wie du das mit Oobleck gemacht hast.

»Benenne es, um es zu zähmen«-Übung

Diese Idee, deine Gefühle zu benennen, um dir zu helfen, sie zu zähmen, entstammt dem Buch von Dan Siegel und Tina Payne Bryson (2012). Es geht vor allem darum, seinen großen Gefühlen einen Namen zu geben. Wenn du ein Gefühl benennst, hilft dir das, es zu zähmen. Das ist so, da es deinem oberen Gehirn hilft, die Emotion zu benennen, um sich dann besser mit deinem unteren Gehirn zu verbinden, sodass sie besser miteinander arbeiten können und du in Kontrolle bleibst. Du kannst diese Übung durchführen, wenn große Gefühle auftauchen und du das Gefühl bekommst, dass sie dich überrollen.

Schau, ob du dich an eine Zeit erinnern kannst, in der du dich wütend, ängstlich, einsam, traurig oder besorgt gefühlt hast. Versuche nicht das größte Gefühl auszusuchen, wähle stattdessen ein einfaches aus, da du gerade erst beginnst zu lernen, damit umzugehen. Notiere die Situation, an die du dich erinnerst.

Nenne eins der Gefühle, das dir einfällt, wenn du dich zurückerinnerst. Du könntest das Gefühl benennen, indem du sagst »Das ist Traurigkeit«, »Das ist Wut« oder »Das ist Sorge«.

Kreise das Emoji ein, das das Gefühl zeigt, das du bei dieser Übung benannt hast.

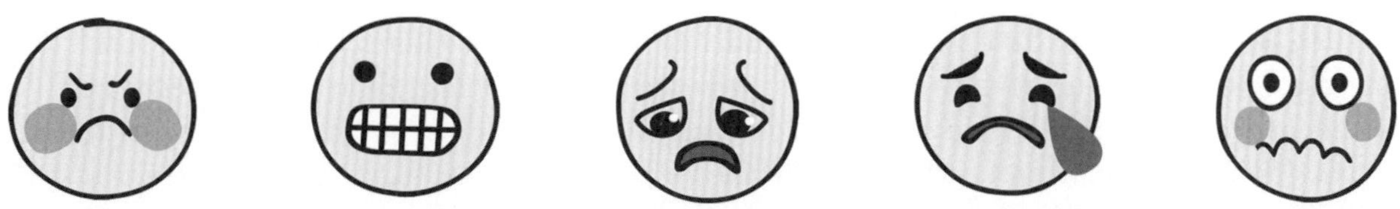

Wut | Angst | Einsamkeit | Traurigkeit | Sorge

Deine großen Gefühle zu benennen, wenn sie auftauchen, kann deinem Drachenreiter helfen, deinen inneren Drachen zu zähmen.

Lokalisiere das Gefühl in deinem Körper

Ein Gefühl zu benennen, hilft dabei, den inneren Drachen zu zähmen. Es hilft außerdem, herauszufinden, wo du das Gefühl in deinem Körper spürst, damit du dich beruhigen kannst. Wenn dein innerer Drache aufgebracht ist, zeigt dein Körper häufig Anzeichen wie Enge im Brustkorb, Schmetterlinge im Bauch, schwitzige Hände oder auch Kopfschmerzen.

Nun erinnere dich an das große Gefühl, das du gefühlt hast, als du gerade die »Benenne es, um es zu bändigen«-Übung beendet hast. Als in der Situation dieses große Gefühl aufgetreten ist, was ist in deinem Körper passiert? Du kannst dich auf das Gefühl in deinem Körper konzentrieren, wenn du danach suchst.

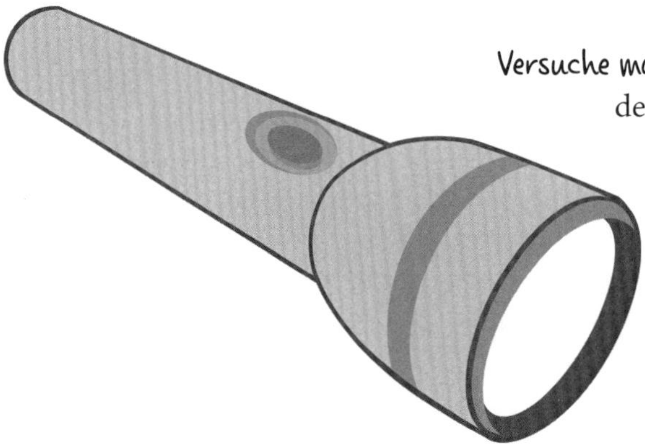

Versuche mal das: Stell dir vor, du hast eine Taschenlampe mit der du von Kopf bis Fuß deinen Körper durchleuchtest, um zu schauen, wo das große Gefühl in deinem Körper auftaucht. Vielleicht wirst du einen angespannten Muskel finden, oder Schmetterlinge im Bauch, oder eine Spannung in deinen Händen oder deiner Brust.

Auf dem Bild der nächsten Seite nutze Filzstifte oder Buntstifte, um die Bereiche deines Körpers anzumalen, in denen du Gefühle wahrnimmst. Wie stark das Gefühl ist, kannst du darstellen, je nachdem wie viel des Körpers du anmalst. Du kannst außerdem Farben auswählen, die ausdrücken, wie es sich anfühlt. Du kannst auch weitere Formen oder Wörter hinzufügen, um zu zeigen, wie sich dein Körper fühlt oder was er macht, wenn dieses große Gefühl auftaucht.

© Hobbs • Balentine, Therapie-Tools Selbstmitgefühl für Kinder. Beltz, 2024

Lokalisiere das Gefühl in deinem Körper

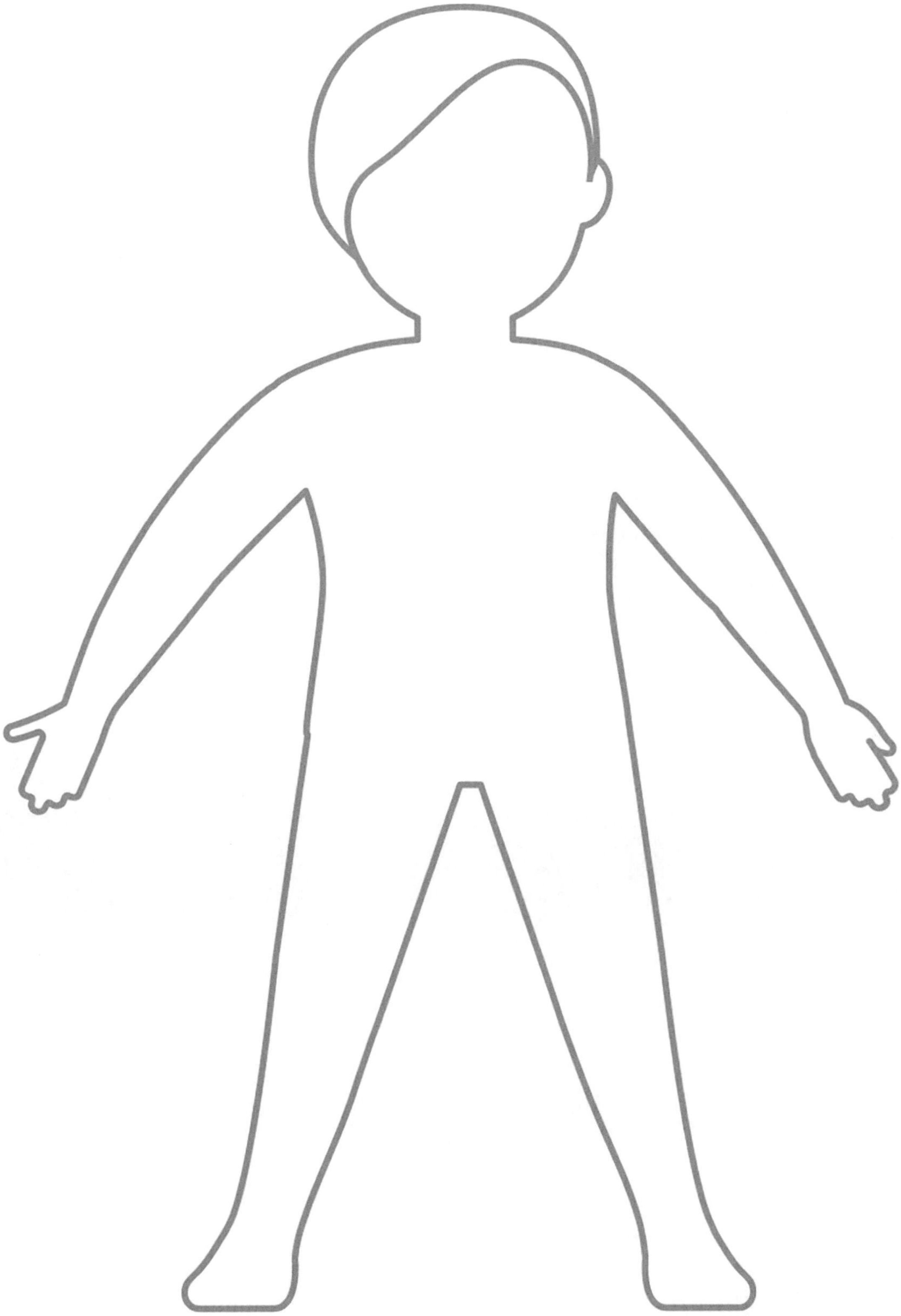

»Entspann dich, komm runter und lass los«-Meditation

Bei dieser Übung kannst du lernen, deine großen Gefühle weich werden zu lassen, also abzuschwächen, genau wie du das mit Oobleck getan hast. Wähle eine schmerzende oder angespannte Stelle in deinem Körper, die etwas Aufmerksamkeit nach der letzten Übung benötigt. Das könnte die Stelle sein, wo sich das Gefühl versteckt, das du genannt hast.

(1) Setz dich bequem hin oder leg dich hin und schließe deine Augen.

(2) Richte deine Aufmerksamkeit auf die schmerzende oder angespannte Stelle in deinem Körper, die jetzt etwas Aufmerksamkeit benötigt.

(3) Nun lockere das angespannte oder schmerzende Gefühl an dieser Stelle. Sende einen freundlichen Atemzug an die Stelle und stell dir vor, dass Freundlichkeit dir hilft, es aufzulösen wie einen Eiswürfel in der Sonne.

(4) Beruhige diesen Schmerz oder das unangenehme Gefühl, indem du deine Hand auf dein Herz legst und spürst, wie dein Körper atmet. Widme dir vielleicht auch ein paar freundliche Worte wie »*Alles wird gut*« oder »*Ich gebe mein Bestes*«.

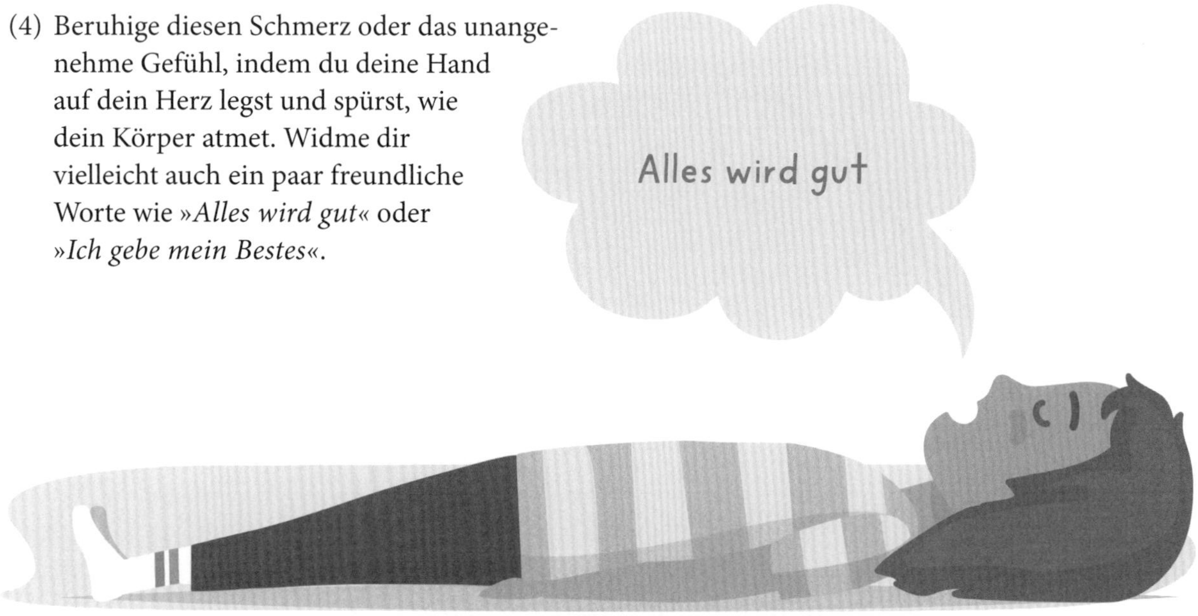

 © Hobbs • Balentine, Therapie-Tools Selbstmitgefühl für Kinder. Beltz, 2024

»Entspann dich, komm runter und lass los«-Meditation

(5) Lass los. Manchmal ändern sich Dinge nicht so schnell, wie du das vielleicht möchtest. Schau, ob du die Dinge so sein lassen kannst, wie sie gerade sind, während du dir weiterhin freundliche Wünsche sendest und deine Muskeln sich anfangen zu entspannen und loszulassen.

(6) Du kannst nun langsam deine Augen öffnen.

Wenn du die Meditation hilfreich fandest, kannst du sie überall und zu jeder Zeit wiederholen. Egal ob du im Klassenzimmer bist oder mit deinen Freunden zusammensitzt. Achte einfach auf ein starkes Gefühl, das auftauchen könnte und benenne es erst einmal. Dann schau, ob du es in deinem Körper findest und lockere die Stelle, beruhige sie, lass sie einfach da sein. Wenn du dich daran erinnerst, wie sich der Oobleck in deiner Hand angefühlt hat, als du sie geöffnet hast, ist das das Gleiche, was passiert, wenn du große Gefühle in deinem Körper lockerst und dich entspannst.

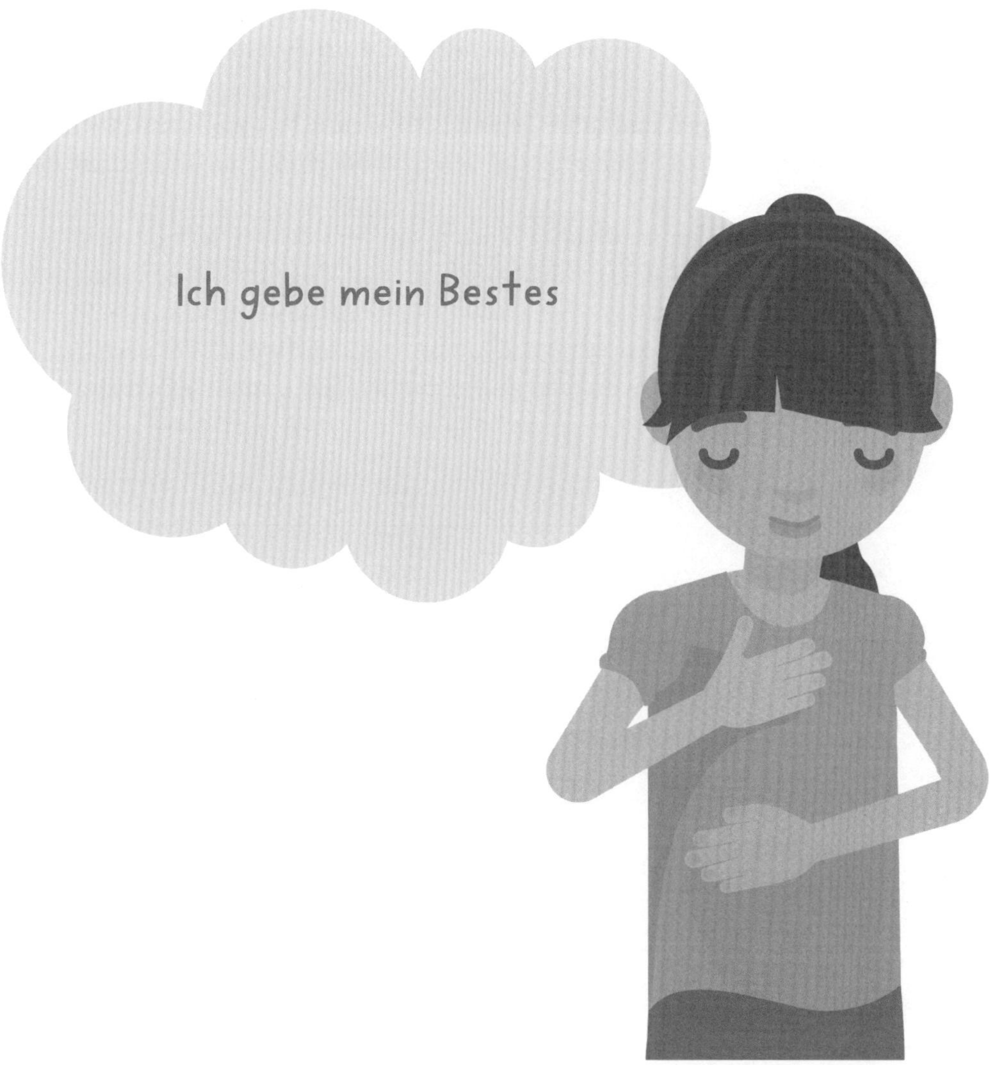

Mache mit deinem Drachen einen Spaziergang

Wann hast du das letzte Mal einen Spaziergang im Wald oder Park gemacht? Die Natur kann dir so viel beibringen und kann eine tolle Möglichkeit sein, dich zu beruhigen. Du kannst sogar deinen inneren Drachen mitnehmen, vor allem, wenn du gerade eine schwere Zeit hast. Ein Weg das zu tun, ist, deine Sinne von all den Dingen aufwecken zu lassen, die die Natur zu bieten hat.

Nachdem du dir die Erlaubnis bei deinen Eltern oder Erziehungsberechtigten eingeholt hast, geb dir mindestens zehn bis fünfzehn Minuten Zeit, um einen Spaziergang im Park, Wald oder einfach deine Straße entlang zu machen. Du könntest auch in deinem Garten umherlaufen. Die Natur ist überall!

(1) Bevor du deinen Spaziergang beginnst, stehe ganz still da und halte deine Augen geschlossen.

(2) Wenn du deine Augen öffnest, erlaube dir, all die Farben, Formen und Texturen von allem um dich herum wahrzunehmen.

(3) Wenn du dann ein bisschen gelaufen bist, kannst du noch einmal anhalten und deine Augen schließen, um den Geräuschen zu lauschen und auch die Gerüche wahrzunehmen.

(4) Nun öffne deine Augen und führe deinen Spaziergang fort und dann, wenn du bereit bist, stoppe, um ein Blatt zu berühren, oder den Erdboden oder auch die Rinde eines Baumes.

(5) Wenn du möchtest, kannst du etwas kosten von dem deine Eltern oder deine Erziehungsberechtigten dir gesagt haben, dass es nicht giftig ist. Triff kluge Entscheidungen, was du probierst.

(6) Wenn du von deinem Spaziergang zurückkommst, zeichne auf der nächsten Seite ein Bild von einer Sache, die du interessant oder angenehm fandest … und deinen Drachen!

 © Hobbs • Balentine, Therapie-Tools Selbstmitgefühl für Kinder. Beltz, 2024

Mache mit deinem Drachen einen Spaziergang

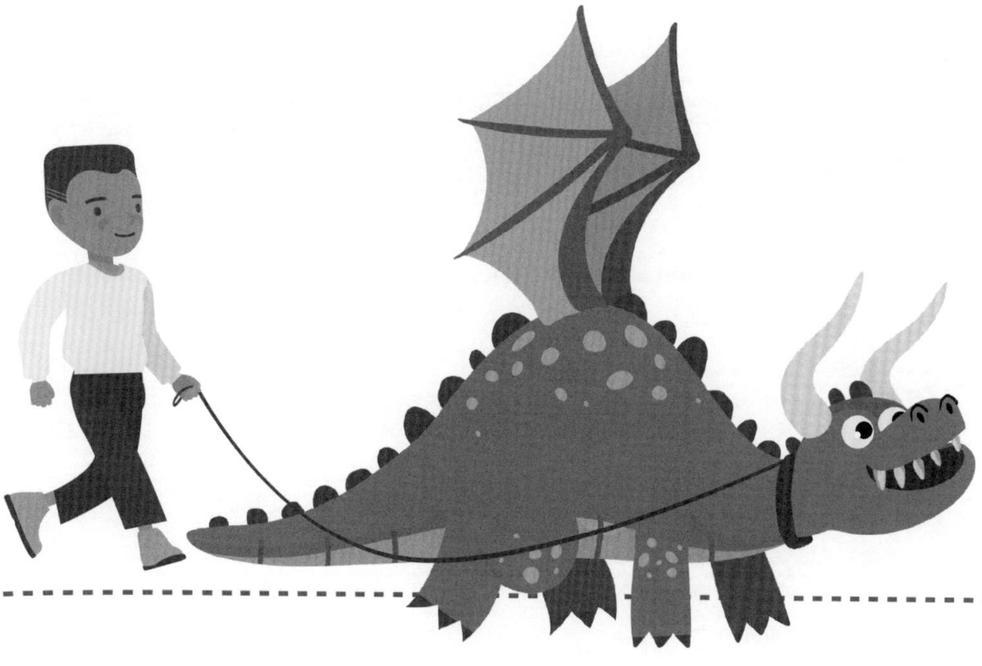

Eine freundliche Sockenschlange zur Beruhigung

Eine andere Möglichkeit deinen inneren Drachen von all seinen großen Gefühlen zu beruhigen, ist durch sanfte, warme Berührungen. Dafür kannst du dir eine Sockenschlange basteln, aufwärmen und auf die Stelle deines Körpers legen, die Zuwendung braucht.

Materialien, die du benötigst: eine saubere, kniehohe Socke, Reis, ungiftige Textilmalstifte, ein ätherisches Öl wie Lavendel (optional)

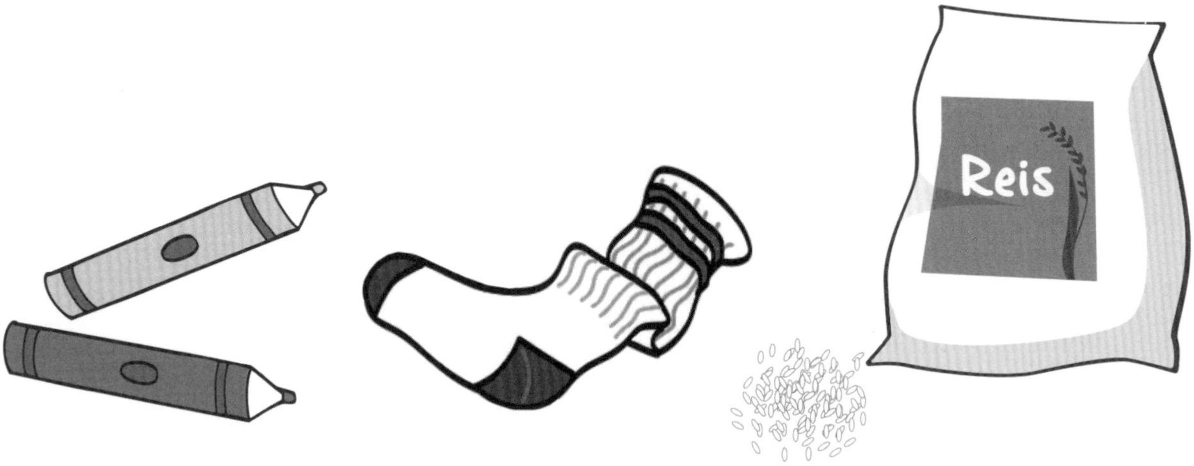

Anleitung:

(1) Nimm eine Socke und fülle sie zu ¾ mit Reis. Wenn du einen beruhigenden Duft hinzufügen möchtest, kannst du ein paar Tropfen des ätherischen Öls dazugeben.

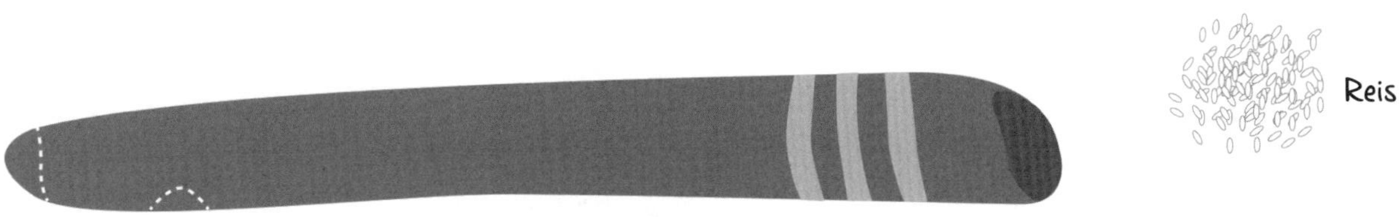

(2) Knote das Ende der Socke zu, um sie zu schließen.

© Hobbs • Balentine, Therapie-Tools Selbstmitgefühl für Kinder. Beltz, 2024

Eine freundliche Sockenschlange zur Beruhigung

(3) Nutze Textilmalstifte, um sie zu dekorieren und male ein Schlangengesicht (Augen, Mund und gespaltene Zunge) auf das Ende der Socke, das keinen Knoten hat.

(4) Jetzt hast du eine Sockenschlange gebastelt, die du nutzen kannst, um deine angespannten Muskeln zu beruhigen. Wärme deine Sockenschlange einfach für 30 Sekunden in der Mikrowelle auf, bis sie warm, aber nicht heiß ist. Lass dir von deinen Eltern oder Erziehungsberechtigten bei diesem Schritt helfen.

(5) Nutze deine Sockenschlange, um die Stellen deines Körpers zu entspannen und zu lockern, die schmerzen oder angespannt sind. Du kannst auch deine Augen schließen und ein paar tiefe Atemzüge nehmen, um diese tröstende Erfahrung zu genießen. Atme tief ein und atme zischend wieder aus, um wie eine Schlange zu klingen, wenn du das möchtest.

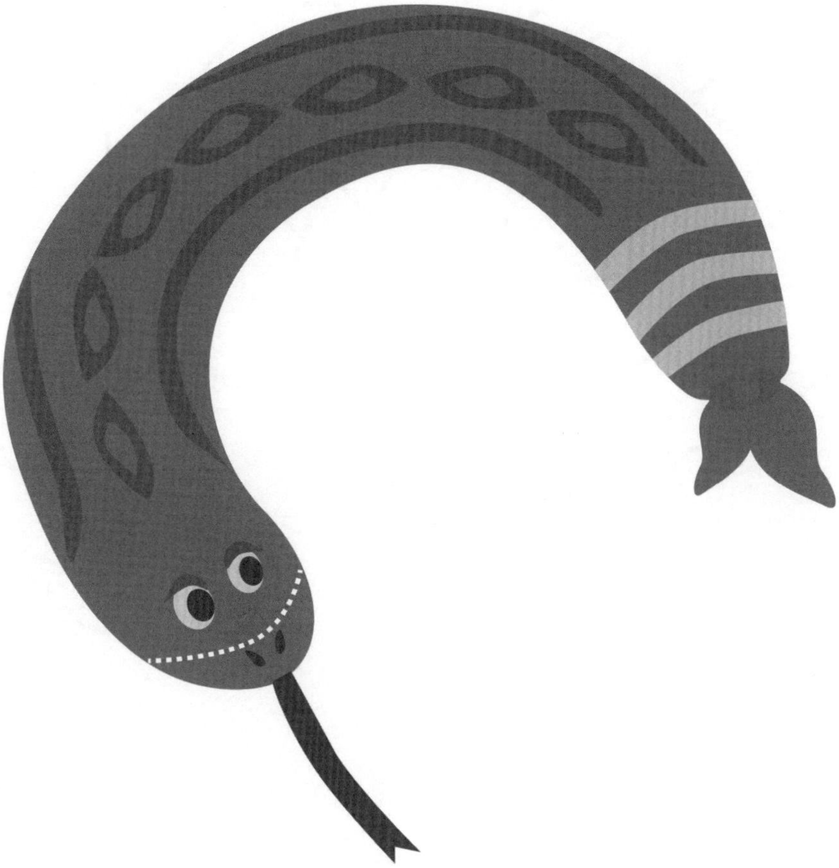

Dein ruhiger und entspannter innerer Drache

Male deinen Drachen nun aus, jetzt, wo du gelernt hast, ihn zu beruhigen.

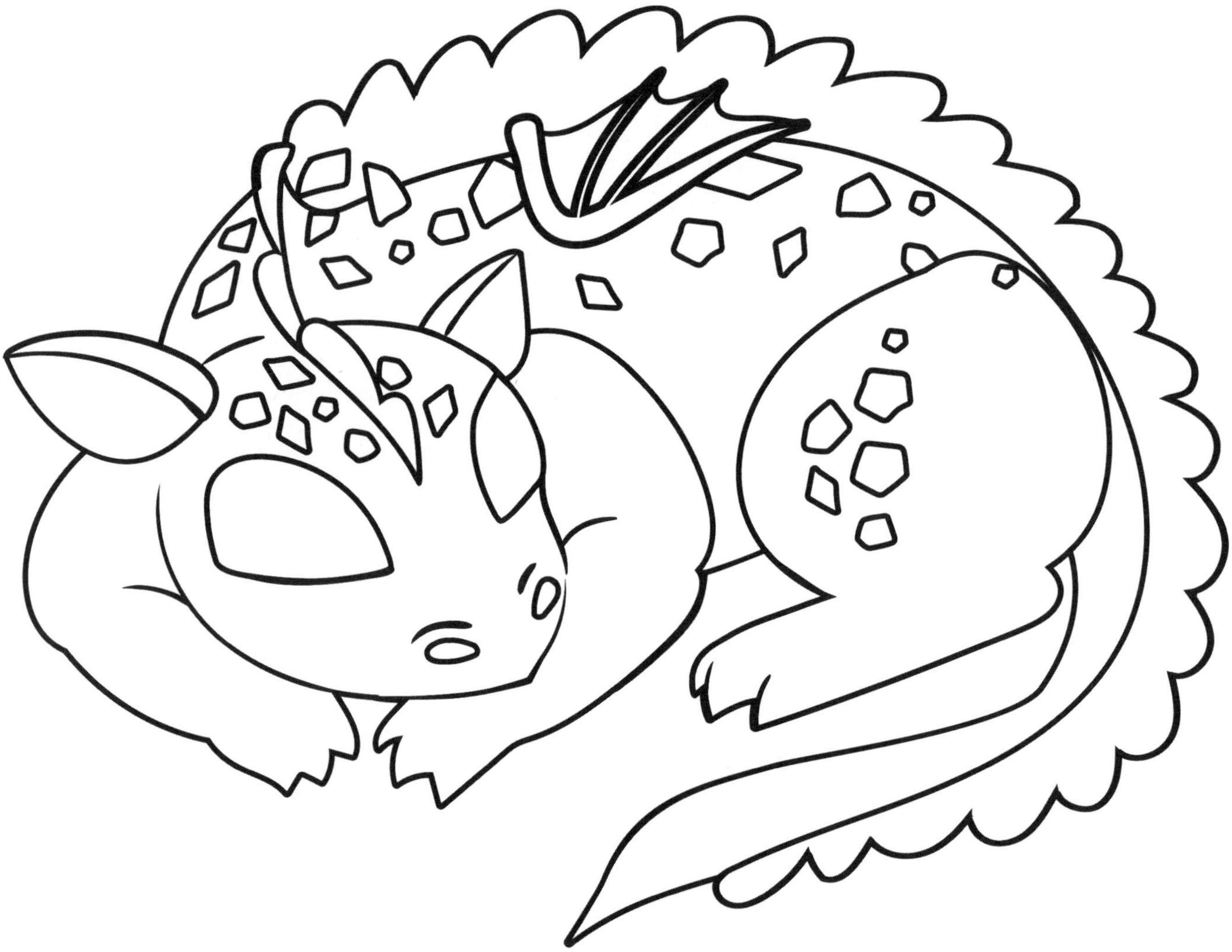

Meine eigene Werkzeugkiste für »Meinen inneren Drachen zähmen«

Glückwunsch! Du hast nun ein paar gute Strategien erlernt, deinen inneren Drachen zu zähmen, damit deine großen Gefühle weniger beängstigend und vielleicht sogar hilfreich sein können, um dich vor Gefahren zu warnen.

Was sind ein paar Strategien wie dein Drachenreiter deine großen Gefühle bewältigen kann? Kreuze die Übungen an, die du ausprobieren möchtest.

- ☐ Großen Gefühlen mit einem mutigen Herzen begegnen
- ☐ Drachenatmung-Yogaübung
- ☐ Entwirre dein Gehirn
- ☐ Die Magie von Oobleck
- ☐ Lokalisiere das Gefühl in deinem Körper
- ☐ »Entspann dich, komm runter und lass los«-Meditation
- ☐ Mach mit deinem Drachen einen Spaziergang
- ☐ Eine freundliche Socken-schlange zur Beruhigung
- ☐ Dein ruhiger und entspannter innerer Drache

TEILEN HEISST, SICH ZU KÜMMERN

Was hast du über den inneren Drachen gelernt, das du gerne mit einem Freund oder einer Freundin teilen würdest? Schreibe den Namen eines Freundes oder einer Freundin und eine Übung oder Idee auf, die du gerne mit ihr oder ihm teilen möchtest.

Der Name deines Freundes/deiner Freundin: ....

Was würdest du gerne mit ihm/ihr teilen? ....

....

....

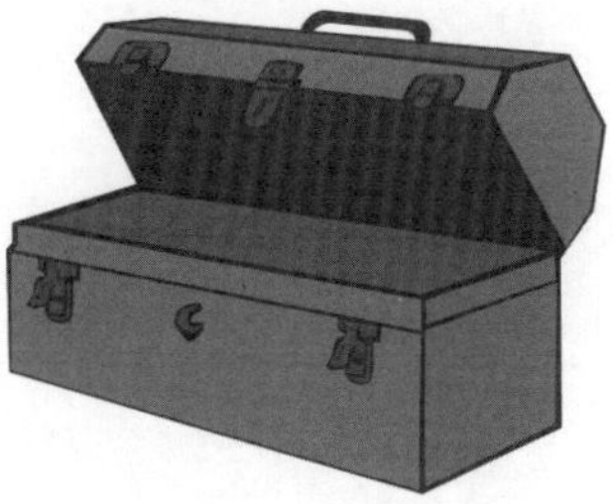

8 Dankbarkeit macht dich glücklich

Diese Kapitel behandelt das Thema Dankbarkeit und zeigt den Kindern, wie Wertschätzung und Dankbarkeit zu einem glücklicheren Leben führen können und wie sie dadurch die Fähigkeit haben, mit schwierigen Situationen besser umzugehen.

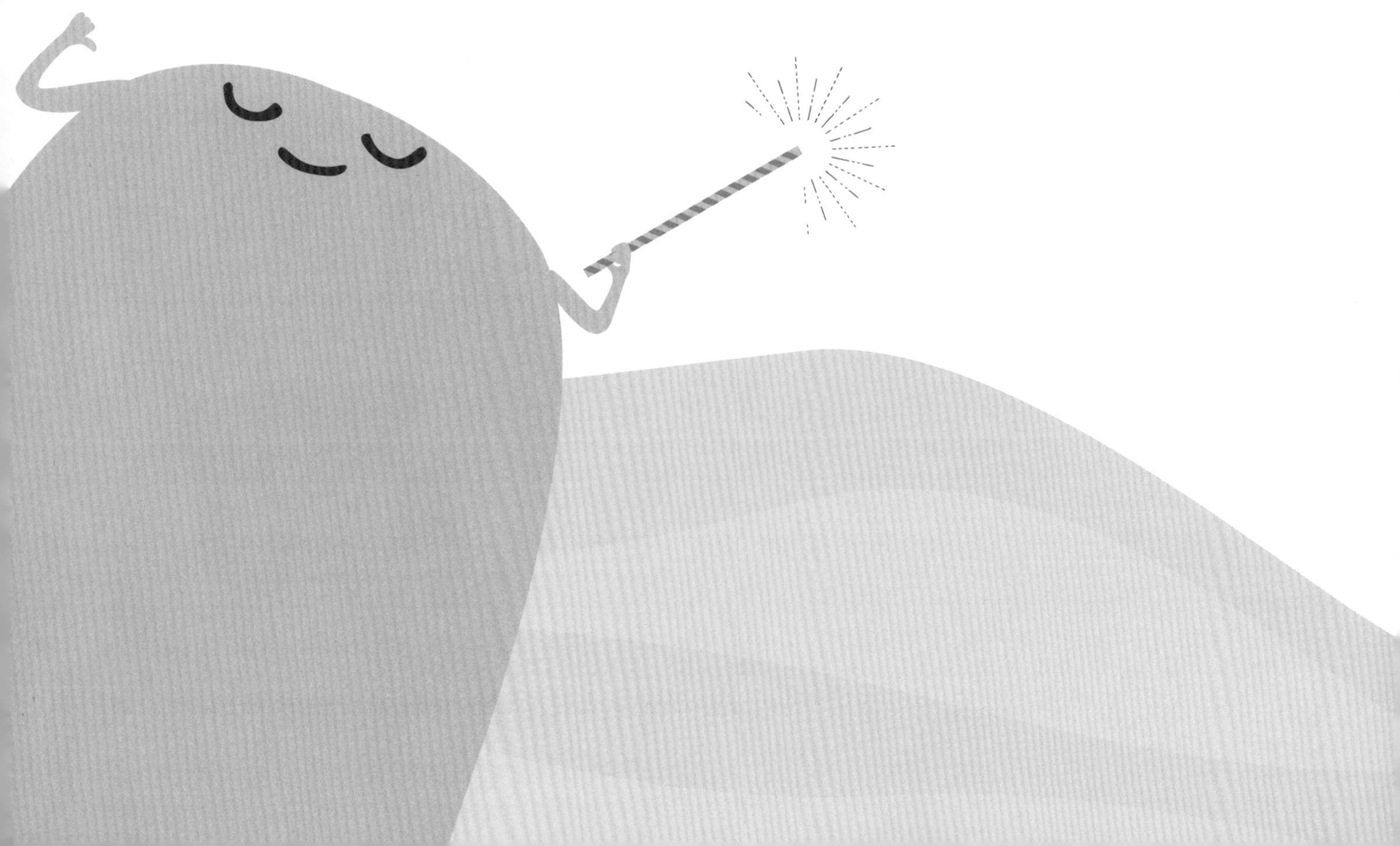

Info- und Arbeitsmaterialien

INFO 9 Dankbarkeit

Dieses Informationsmaterial gibt den Kindern eine Einführung in die Bedeutung von Dankbarkeit für ein glückliches Leben. Dankbarkeit und Wertschätzung ist auch an die anderen Kompetenzen des Buches geknüpft wie Freundlichkeit, Empathie und emotionale Stärke.

AB 80 Sechs Inseln der Dankbarkeit

Bei dieser Übung können die Kinder darüber nachdenken, wofür sie in ihrem Leben dankbar sind. Sechs Inseln stehen jeweils für eine andere Kategorie des Lebens (z. B. Freundschaft, Zuhause etc.)

AB 81 Dein Gehirn und Dankbarkeit

Hier sollen Kinder lernen für jede Sorge und jede Unsicherheit eine Sache aufzuschreiben, für die sie dankbar sind. Das soll ihr Gehirn stärken und sie glücklicher machen.

AB 82 »Danke mit guter Miene an die Biene«

Um Dankbarkeit zu üben, schlägt diese Übung vor, einen Spaziergang in der Natur zu machen und den verschiedenen Teilen der Natur (wie der Sonne, dem Gras etc.) eine Dankeskarte zu schreiben.

AB 83 Dankbarkeitsstock

Um sich daran zu erinnern, dankbar zu sein, kann es helfen, einen Gegenstand zu besitzen, der einen daran erinnert. Bei dieser Übung können die Kinder ganz einfach einen Dankbarkeitsstock basteln. Immer, wenn sie ihn in die Hand nehmen, sollen sie etwas sagen, wofür sie dankbar sind.

AB 84 »Danke an all die Hände, die mich füttern«

Als weitere Möglichkeit, wofür man dankbar sein kann, werden hier Lebensmittel vorgeschlagen. Die Kinder sollen ihre Dankbarkeit allen möglichen Elementen gegenüber ausdrücken, die daran beteiligt sind, dass sie sich gut ernähren können.

AB 85 Dich um deinen Körper kümmern

Diese Übung zeigt eine Reihe an Yogaübungen und wiederholt auch ein paar aus den vorherigen Kapiteln, die den Kindern helfen, sich um sich selbst zu kümmern und Dankbarkeit für ihren funktionierenden Körper zu empfinden.

AB 86 »Was ich an mir mag«-Münzwurf

Auch für sich selbst kann und soll man Dankbarkeit empfinden! Bei dieser Übung sollen die Kinder eine Münze werfen und die Frage beantworten, auf der die Münze landet.

AB 87 »Die Kraft der positiven Worte«-Poster

Um die Kraft der positiven Worte bestmöglich für sich zu nutzen und außerdem die Inhalte des Buches Revue passieren zu lassen, können die Kinder an dieser Stelle eine Liste an Begriffen zusammenstellen, die ihnen geholfen haben und an die sie sich erinnern möchten.

AB 88 Herzlichen Glückwunsch!

Als letzte Übung des Buches, haben die Kinder die Möglichkeit, ein Zertifikat zu gestalten und zu unterschreiben, dass sie viele neue Kompetenzen erworben haben, um Schwierigkeiten zu meistern.

AB 89 Meine eigene Werkzeugkiste für »Dankbarkeit macht mich glücklich«

Diese Vorlage nennt nochmal jede der Übungen aus dem Kapitel, damit das Kind reflektieren kann, welche es besonders hilfreich fand und nochmal ausprobieren möchte. Dadurch sammelt es Strategien, mit denen es herausfordernde Situationen besser bewältigen kann.

INFO 9 • K

Dankbarkeit

Als du klein warst, haben dich deine Eltern oder Erziehungsberechtigten bestimmt immer daran erinnert, »Danke« zu sagen, wenn du ein Geschenk bekommen hast. Das ist eine Art und Weise, Wertschätzung und Dankbarkeit für eine nette Geste zu zeigen. Wenn du Wertschätzung für etwas oder jemanden zeigst oder wenn du Dankbarkeit für die kleinen Dinge im Leben empfindest, kann das dir helfen, dich glücklicher, fröhlicher und selbstbewusster zu fühlen. Dankbar zu sein kann dir auch dabei helfen, großzügiger gegenüber anderen zu sein, vielleicht bei denen, die dir geholfen haben, etwas Wichtiges zu erreichen. Am Ende des Tages ist Dankbarkeit ein positives Gefühl, also verbindet es dich mit deinem Herzen und macht Platz für mehr Freude!

Wir möchten, dass du in der Lage bist die vielen großen und kleinen Dinge in deinem Leben zu erkennen, für die du dankbar bist. Außerdem sollst du die Möglichkeit haben, die Vorteile von Dankbarkeit und Wertschätzung zu erfahren, vor allem für dich selbst. Dankbarkeit und Wertschätzung stehen in Verbindung zu Kompetenzen, die du in diesem Buch erlernt hast: Freundlichkeit, Empathie, Mitgefühl, Widerstandsfähigkeit und emotionale Stärke. Dankbarkeit ist eine weitere Superkraft, die dir hilft, deine eigenen guten Eigenschaften zu sehen und auch die guten Eigenschaften der anderen. Diese Superkraft ist besonders hilfreich, wenn sich die Dinge irgendwie schwierig anfühlen. Du kannst immer etwas finden, wofür du dankbar sein kannst und das kann verändern, wie du die Dinge im Moment siehst!

 © Hobbs • Balentine, Therapie-Tools Selbstmitgefühl für Kinder. Beltz, 2024

Sechs Inseln der Dankbarkeit

Erkunde die sechs Inseln der Dankbarkeit auf der Karte, um herauszufinden, wofür du dankbar bist. Jede Insel hat ihren eigenen Namen, welcher dir einen Tipp gibt, was du wirklich in deinem Leben schätzt.

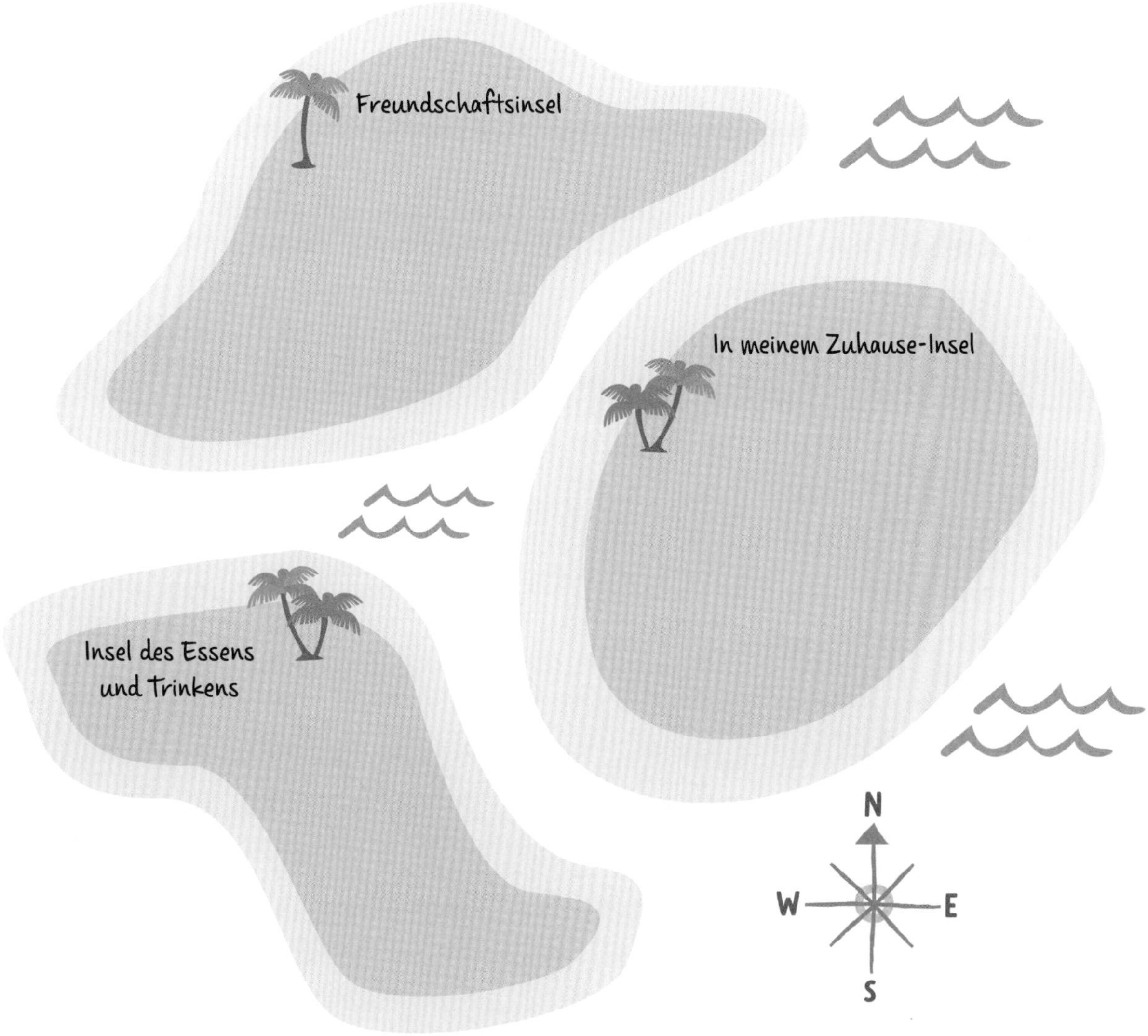

Sechs Inseln der Dankbarkeit

Wofür bist du dankbar? Nimm dir einen Moment Zeit, dir sechs kleine oder große Dinge zu überlegen, die dir Freude bringen und dich glücklich machen. **Notiere diese Dinge auf den zugehörigen Inseln.**

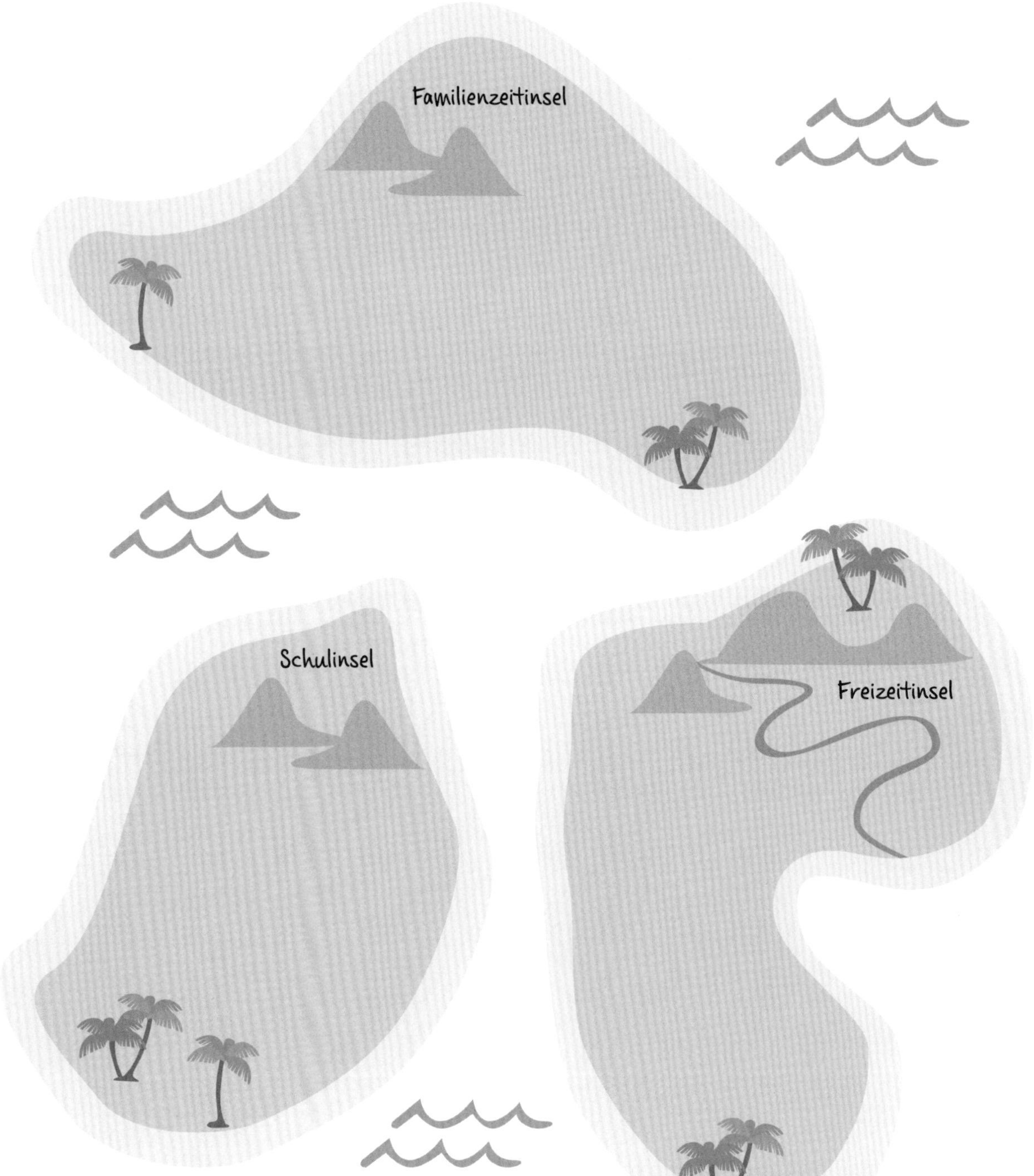

Dein Gehirn und Dankbarkeit

Ein dankbares Gehirn ist ein glückliches Gehirn. Sich zu entscheiden, glücklich zu sein und anderen zu danken, ist eine freundliche Geste, die dir außerdem guttut. Je mehr du dich dazu entscheidest, dankbar zu sein, desto einfacher wird es und desto besser fühlst du dich. Wenn du dankbar bist, setzt dein Gehirn spezielle Botenstoffe, wie Serotonin, frei, die dafür verantwortlich sind, dass du dich gut und fröhlich fühlst. Jedes Mal, wenn du Dankbarkeit praktizierst, entwickelst du ein Gehirn, das glücklicher ist, sich weniger sorgt und besser darin ist, positiv zu denken.

Notiere eine Sorge oder ein Bedenken in der Gehirn-Wolke auf der nächsten Seite.

Dann, in dem Regenbogen, notiere eine Sache, für die du dankbar bist, an die du dich erinnern möchtest, wenn du diese Sorge hast. Auch wenn du die Sorge nicht loswirst, kannst du ein glücklicheres Gehirn entwickeln, welches in der Lage ist, mit dieser Sorge umzugehen.

Nun nutze deine Filz- oder Buntstifte und male den Regenbogen in allen Farben der Dankbarkeit aus.

Dein Gehirn und Dankbarkeit

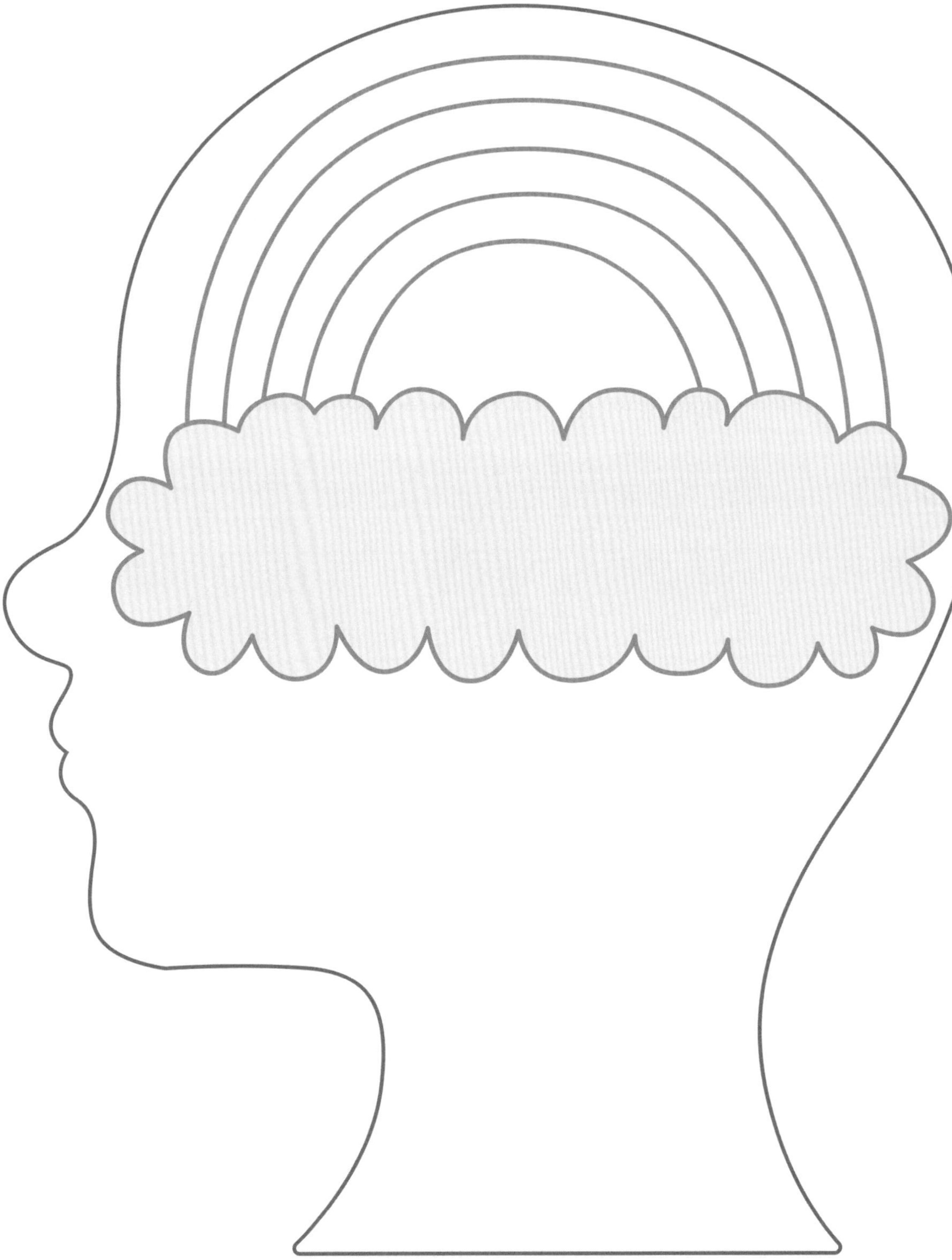

»Danke mit guter Miene an die Biene«

Eine weitere Möglichkeit deine Dankbarkeit zu vermehren, ist durch achtsame Wahrnehmung der Welt, die dich umgibt. Mit Hilfe eines Erwachsenen, suche dir einen Ort draußen, wo du umherstreifen kannst. Das kann ein Park sein, dein Garten, ein Weg im Park, oder woanders. Öffne deine Sinne allem gegenüber, was du sehen, hören, fühlen und riechen, und vielleicht sogar schmecken kannst, um eine Sache zu finden, für die du dankbar bist.

(Während du da draußen bist, hebe einen Stock auf und nimm ihn für die nächste Übung mit nach Hause. Der Stock sollte ungefähr so lang sein wie zwei Bleistifte.)

Sobald du von deinem Streifzug zurück bist, schreibe eine Dankeskarte, an einen Teil der Natur, der dein Herz mit Dankbarkeit füllt. Zum Beispiel könntest du der Sonne schreiben und ihr danken, dass sie dich wärmt, dem Gras, dass es dir einen weichen Platz zum Gehen bietet, der Regenpfütze, dass sie dir eine Möglichkeit für Spaß gibt, nämlich da hineinzuspringen, oder einen Baum, um dir einen Stock zum Spielen zu geben.

Unterschreibe den Brief am Ende mit deinem Namen.

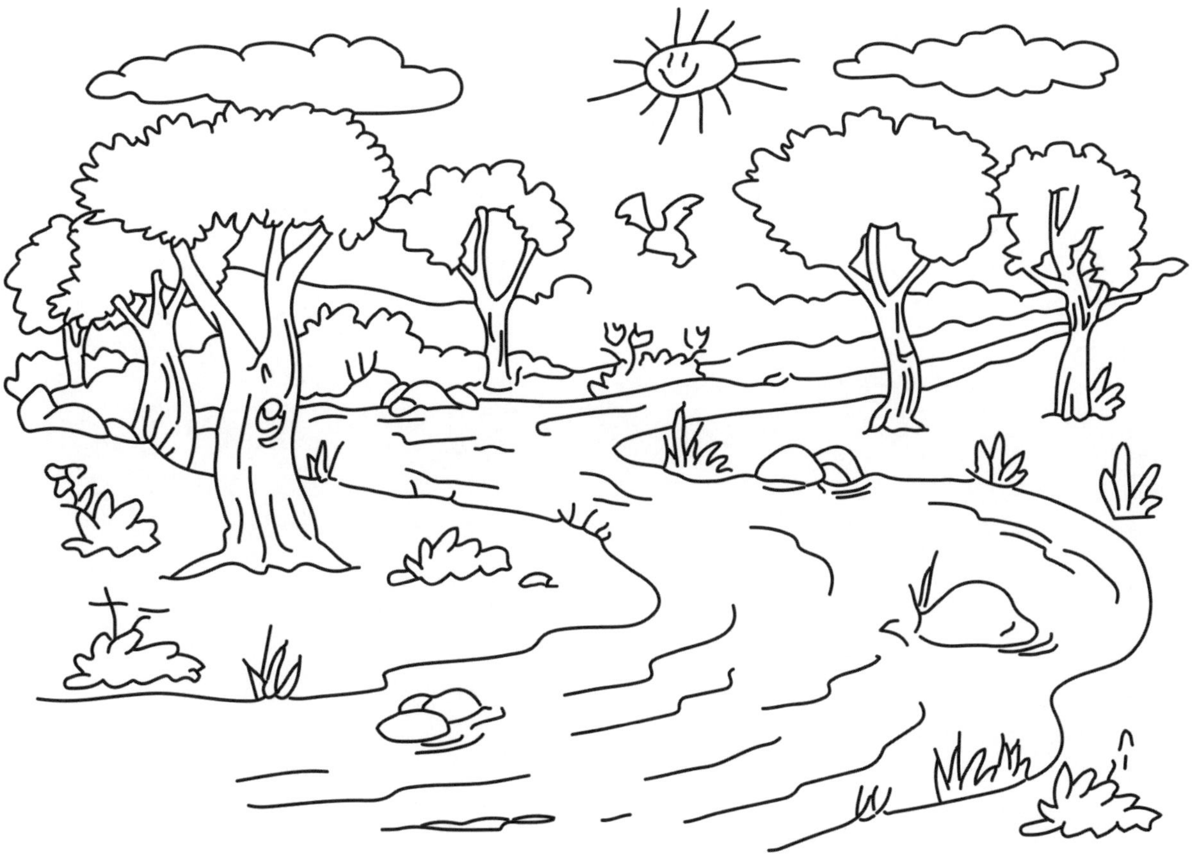

»Danke mit guter Miene an die Biene«

Liebe / Lieber ……………………………………,

danke für …………………………………………………………….

Das hat mich ………………………………………………………….

Es tut gut zu wissen, dass du Teil meines Lebens bist.

Deine / Dein,

…………………………………………………

 © Hobbs • Balentine, Therapie-Tools Selbstmitgefühl für Kinder. Beltz, 2024

Dankbarkeitsstock

Immer wenn du Dankbarkeit übst, wird dein Gehirn besser darin, positive Gedanken und Gefühle zu erschaffen. Deshalb ist es sinnvoll, etwas zu haben, was dich daran erinnert, Dankbarkeit zu üben. Dafür kannst du einen Dankbarkeitsstock basteln.

Materialien, die du benötigst: Stock (ca. zwei Bleistifte lang), mehrere Stücke Garn (oder dünne Stoffstreifen), Perlen für das Garn, Schere

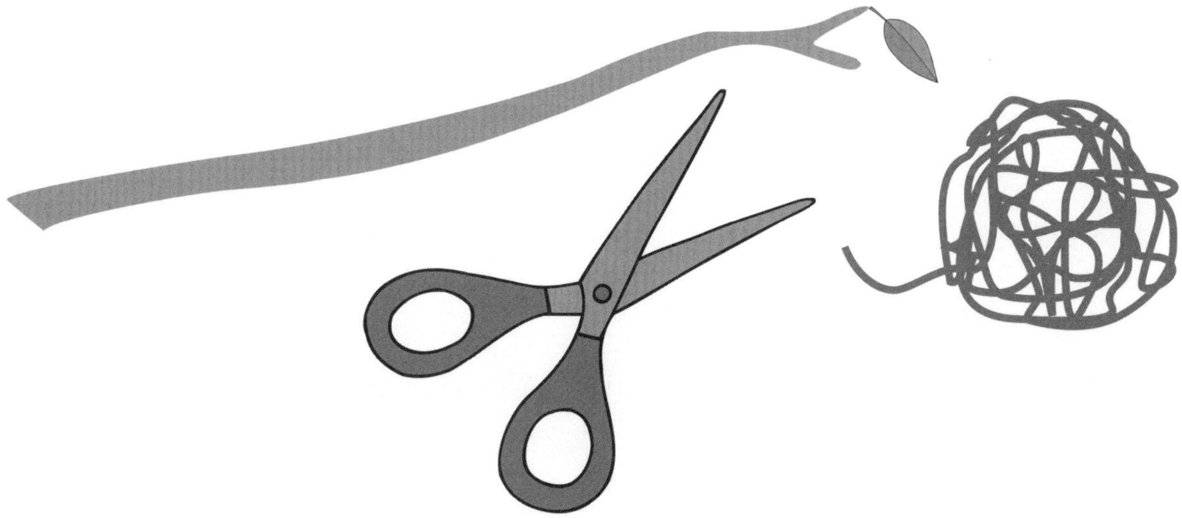

Anleitung:

(1) Schneide ca. einen Meter von dem Garn ab. Frage deine Eltern oder Erziehungsberechtigten oder einen anderen Erwachsenen um Hilfe, wenn du sie brauchst.

(2) Knote nun ein Ende des Garns ans Ende des Stocks.

(3) Fädle Perlen auf das Garn oder nutze auch andere dekorative Artikel und mache dann ans Ende des Garns einen Knoten.

Dankbarkeitsstock

Wickle nun das Garn um den Stock. Wenn du damit fertig bist, knote das Ende des Garns an den Stock und mache einen Knoten. Wiederhole dies, indem du so viele Garnstücke nutzt wie du möchtest, um den Stock zu dekorieren.

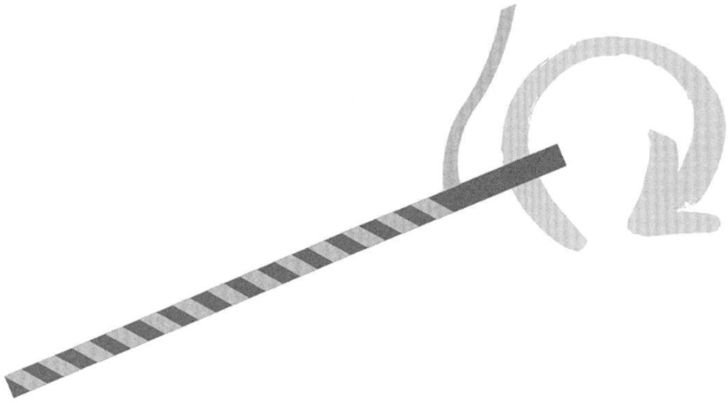

Nun hast du einen Dankbarkeitsstock selbst gemacht. Tu ihn an einen Ort, wo du ihn häufig sehen wirst, um dich daran zu erinnern, ihn hochzuheben und etwas zu nennen, wofür du dankbar bist.

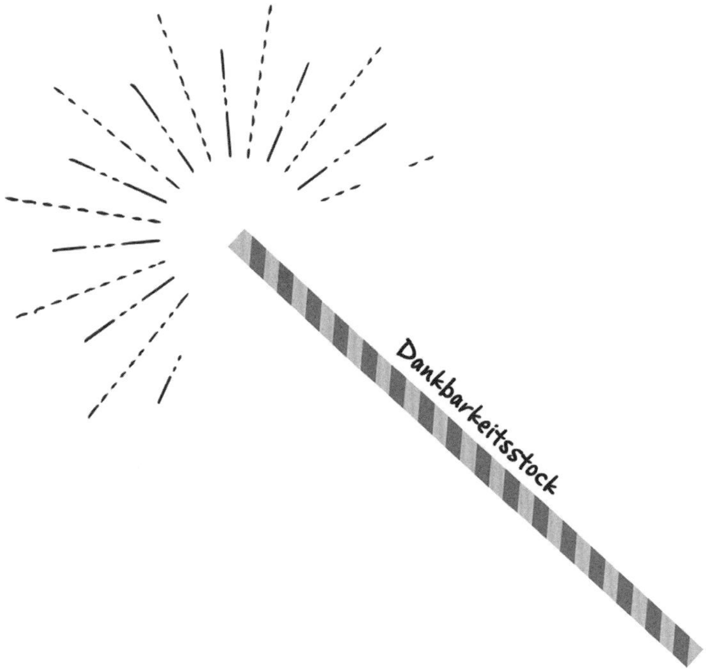

»Danke an all die Hände, die mich füttern«

Alles, was du brauchst, um deinen Körper zu nähren, ist irgendwo auf dem Planeten von einem Bauern gepflanzt worden. Doch der Bauer kann das nicht alles alleine machen. Die Lebensmittel, die du gerne jeden Tag isst, brauchen auch Unterstützung von anderen Quellen wie Wasser, Erde, Wind und Sonne. In dieser Übung kannst du Dankbarkeit für alles zeigen, was dich nährt und dir hilft, gesund und stark zu bleiben. Um anzufangen, nimm dir eins deiner liebsten Lebensmittel aus der Küche.

Wenn du nun das leckere Gericht vorbereitest, denk daran, all deine Sinne einzusetzen, die dir helfen, es zu genießen: deinen Sehsinn, Tastsinn, Geruchssinn, Geschmackssinn und auch Hörsinn. Vielleicht fallen dir die Farben, die Form oder der Duft des Lebensmittels auf.

Notiere ein paar Worte der Wertschätzung für die Erde und all seine Elemente, die dazu beitragen, dass dieses Lebensmittel wächst, z. B. Wasser, Sonne, Wind und Erde.

....

....

....

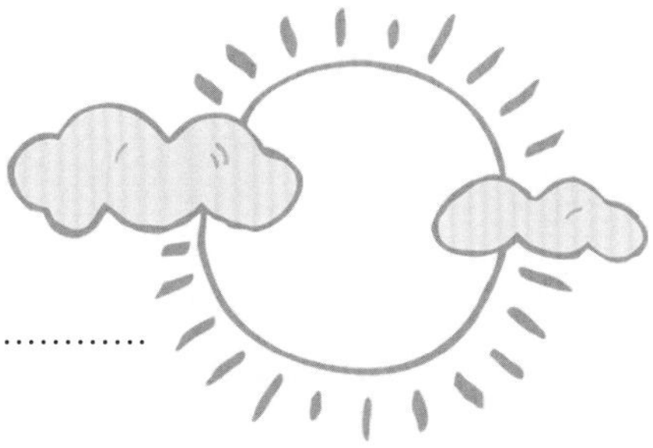

Notiere ein paar Worte der Wertschätzung an all die Freunde, die am Wachsen, Pflücken, Verpacken und Transportieren deiner Lieblingslebensmittel beteiligt sind.

....

....

....

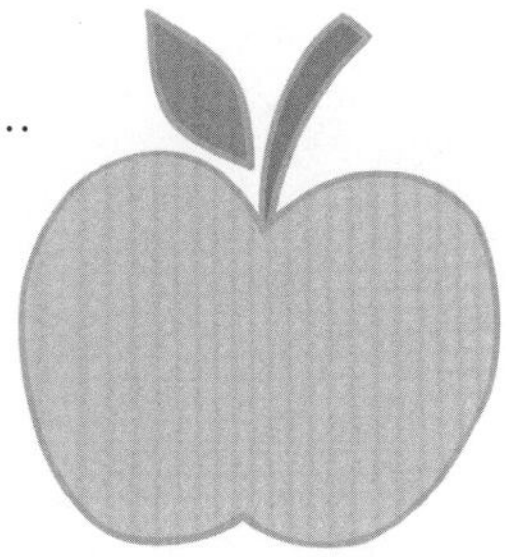

»Danke an all die Hände, die mich füttern«

Schreibe ein paar Worte der Wertschätzung an deine Eltern oder Erziehungsberechtigten, dass sie dich mit deinem Lieblingsessen versorgen.

....

....

....

Nun nimm dir einen Moment, um ein paar Worte der Wertschätzung aufzuschreiben, welche du zum einen an das Lebensmittel adressierst, welches deinen Körper nährt, und zum anderen an deinen Körper, dass er alles tut, damit du gesund bleibst!

....

....

....

Wenn du möchtest, kannst du auch deine Wertschätzung ausdrücken, indem du ein Bild von dir malst, wie du dein Lieblingsessen isst.

Dich um deinen Körper kümmern

Bei dieser Übung kannst du eine Reihe von Yogaübungen kennenlernen, die dir helfen, dich um deine Gedanken und deinen Körper zu kümmern. Während du dich durch jede Stellung bewegst, schau, ob du wahrnimmst wie sie dich fühlen lassen. Schätze wert, wie dein Körper in der Lage ist, sich in verschiedene Positionen zu bewegen. Vielleicht möchtest du eine Yogamatte nutzen.

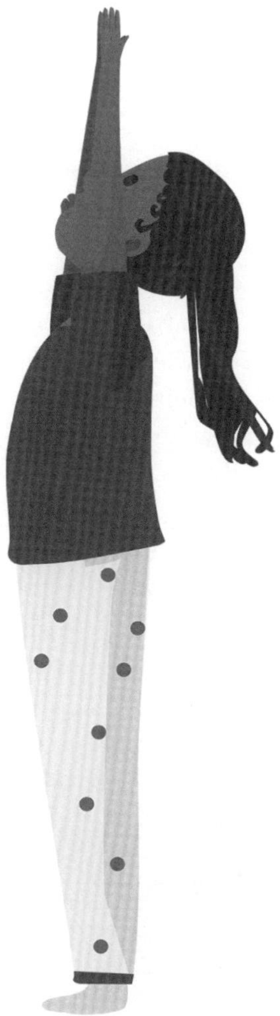

Starte mit dem Sonnengruß: Stehe mit deinen Füßen eng zusammen, durchgestreckten Beinen und kraftvoll mit deinem ganzen Körper. Atme dann ein und hebe dabei deine Arme an den Seiten hoch in Richtung Himmel. Neige deinen Kopf so, dass du deine Hände anschaust und der Sonne »Danke« sagen kannst, dass sie dich gesund und warm hält. Während du ausamtest, schau nach vorne und bring deine Hände vor deinem Herzen zusammen. Du kannst nun deinem Herzen dafür danken, dass es so stark ist und deinen Körper bei jedem Atemzug mit frischem Sauerstoff versorgt. Wiederhole den Sonnengruß dreimal: einatmen und ausatmen.

Dich um deinen Körper kümmern

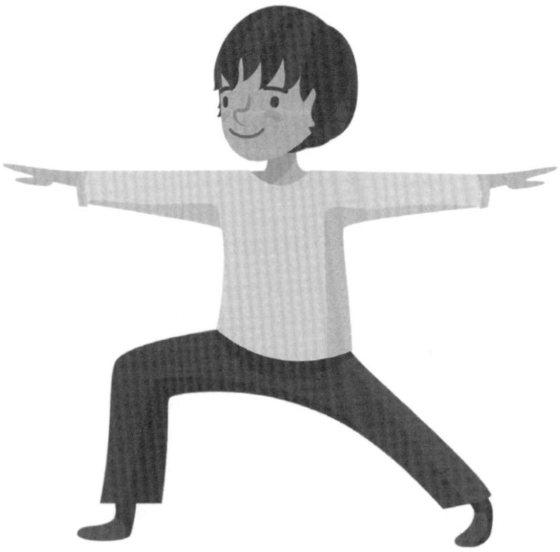

Gehe nun in die Superhelden-Pose über: Stehe stark und aufrecht mit deinen Händen auf den Hüften und hüftbreit aufgestellten Füßen so da, wie ein Superheld stehen würde. Dann atme ein und springe mit deinen Füßen auseinander, sodass deine Beine ein großes Dreieck mit dem Boden bilden. Strecke deine Arme gerade zu den Seiten aus, sodass sie auf Höhe deiner Schultern sind. Drehe nun beide Füße nach rechts. Und vergiss nicht zu atmen! Beuge dein vorderes Knie im rechten Winkel, und lass dabei dein hinteres Bein gerade. Deine Arme bleiben gerade. Nach ein oder zwei Atemzügen atme ein und strecke dabei dein vorderes Bein und drehe dann beide Füße wieder nach vorne – die Hände liegen dabei wieder auf den Hüften. Schau, ob du die Kraft deines Superhelden spürst. Wiederhole diese Pose auf der linken Seite. Atme ein und strecke das vordere Bein nach zwei oder drei Atemzügen wieder durch. Drehe die Füße nach vorne und springe zusammen, um für drei volle Atemzüge zu stehen.

Bewege dich nun in die Herabschauender-Hund-Pose: Von einer stehenden Position atme ein und wenn du ausatmest, beuge deine Knie und bring deine Hände zum Boden. Trete mit deinen Füßen zurück, sodass dein Körper eine große umgedrehte V-Form darstellt. Drücke deine Hände flach in den Boden, strecke deine Beine und vergiss nicht zu atmen. Atme ein und beim Ausatmen, beuge deine Knie, sodass du auf deinen Fersen sitzen kannst.

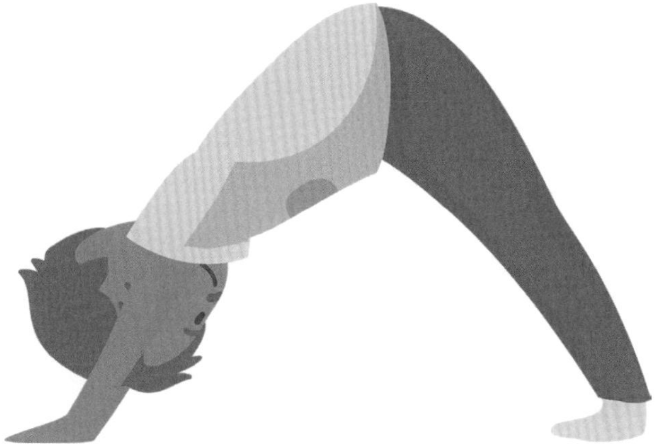

Dich um deinen Körper kümmern

Komme nun in die Katze/Kuh-Pose: Starte im Vierfüßlerstand auf deinen Händen und Knien und spreize deine Finger. Achte darauf, dass deine Schultern und Ellenbogen direkt über deinen Händen sind und deine Hüfte direkt über deinen Knien. Mache deinen Rücken so gerade wie eine Tischplatte. Atme ein und schau in Richtung Himmel und lass deinen Bauchnabel in Richtung Boden fallen. Atme aus und senke vorsichtig deinen Kopf und zieh deinen Bauchnabel in Richtung deiner Wirbelsäule, während du deinen Rücken rund machst. Wiederhole das drei- bis fünfmal, während du deinen Bauch hoch und runter bewegst und dabei atmest. Atme zum Schluss nochmal ein und mach deinen Rücken wieder so gerade wie eine Tischplatte. Nun lege dich sanft auf deinen Rücken und lass deinen ganzen Körper zur Ruhe kommen.

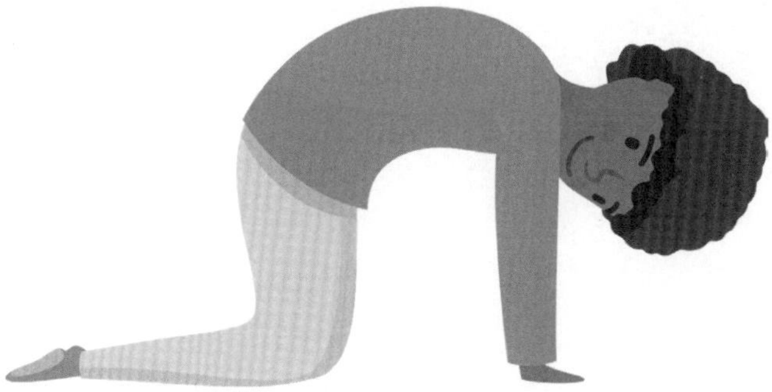

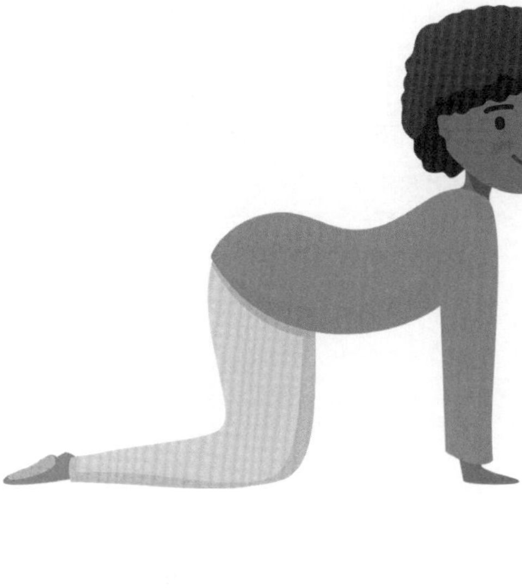

Dich um deinen Körper kümmern

Ende in der Entspannungsposition: Konzentriere dich mit geschlossenen Augen und dem Körper in einer entspannten Position für ein paar Minuten nur auf deine Atmung. Sende leise Dankbarkeit an deine Füße, Beine, Oberkörper, Arme, Hände, Herz und Kopf.

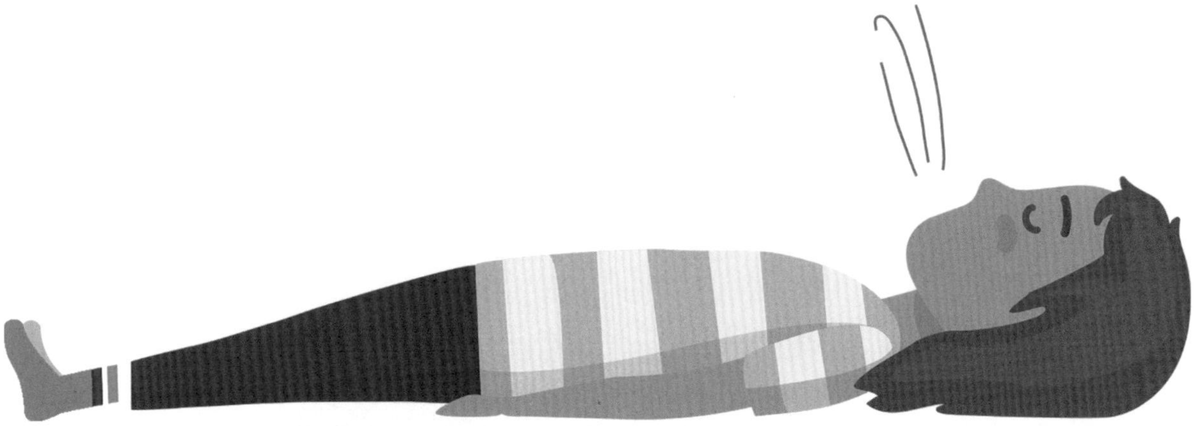

Umkreise nun das Emoji oder die Emojis, die am besten zeigen, wie du dich nach dieser Reihe an Yogaübungen fühlst.

 © Hobbs • Balentine, Therapie-Tools Selbstmitgefühl für Kinder. Beltz, 2024

AB 86 • K

»Was ich an mir mag«-Münzwurf

Es ist etwas Besonderes, ein Mensch zu sein. Wie oft hältst du inne, um wertzuschätzen, was du an dir magst, so wie du jetzt bist? Das ist eine tolle Möglichkeit dir zu helfen, die Dankbarkeit in deinem Geist und in deinem Herzen zu vermehren. Du kannst außerdem ein Spiel erfinden, um dies mit einem Freund oder einer Freundin zu üben.

Materialien, die du benötigst: Filz- oder Buntstifte, eine Münze oder einen kleinen Stein

Anleitung:

(1) Male das Münzen-Wurf-Spiel auf der nächsten Seite aus und gestalte es.

(2) Lege das Buch offen auf den Boden, die Fläche der Buchseiten soll so gerade wie möglich sein.

(3) Trete einen großen Schritt zurück.

(4) Wirf vorsichtig deine Münze oder deinen Stein auf eine der Fragen (Schließe deine Augen, um es schwieriger zu machen!).

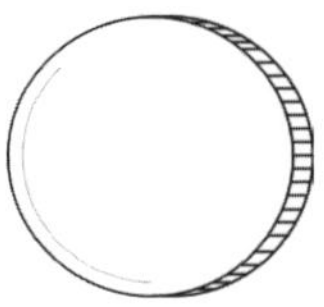

Wechsele dich mit dem Münzwurf mit einem Freund ab und beantwortet die Fragen, auf denen die Münze landet.

»Was ich an mir mag«-Münzwurf

Was ist eine Fähigkeit, die du gelernt hast?

Was lässt dein Körper dich tun, was du gerne tust?

Worüber bist du glücklich, dass du alt genug bist, es zu tun?

Wie hast du schon einmal eine Herausforderung bewältigt?

Wie zeigst du Leuten, dass sie dir wichtig sind?

Was magst du an deinem Alter?

Was macht dir Spaß zu tun?

Was magst du am liebsten daran, Mensch zu sein?

© Hobbs • Balentine, Therapie-Tools Selbstmitgefühl für Kinder. Beltz, 2024

»Die Kraft der positiven Worte«-Poster

Du hast vielleicht schon einmal gehört, dass Worte sehr kraftvoll sein können! Welche Worte möchtest du dir aus diesem Buch merken, wenn du es beendest?

Nimm dir einen Moment, um auf der nächsten Seite dein eigenes Positive-Worte-Poster zu kreieren, um dich zu ermutigen, wenn du es am meisten brauchst. Du könntest einen liebevollen Freundlichkeitswunsch an dich selbst formulieren. Oder du könntest aufschreiben, was du an dir selbst am meisten schätzt. Du könntest sogar notieren, an welche Lektion oder Übung du denken möchtest, damit du sie wiederholst.

© Hobbs • Balentine, Therapie-Tools Selbstmitgefühl für Kinder. Beltz, 2024

»Die Kraft der positiven Worte«-Poster

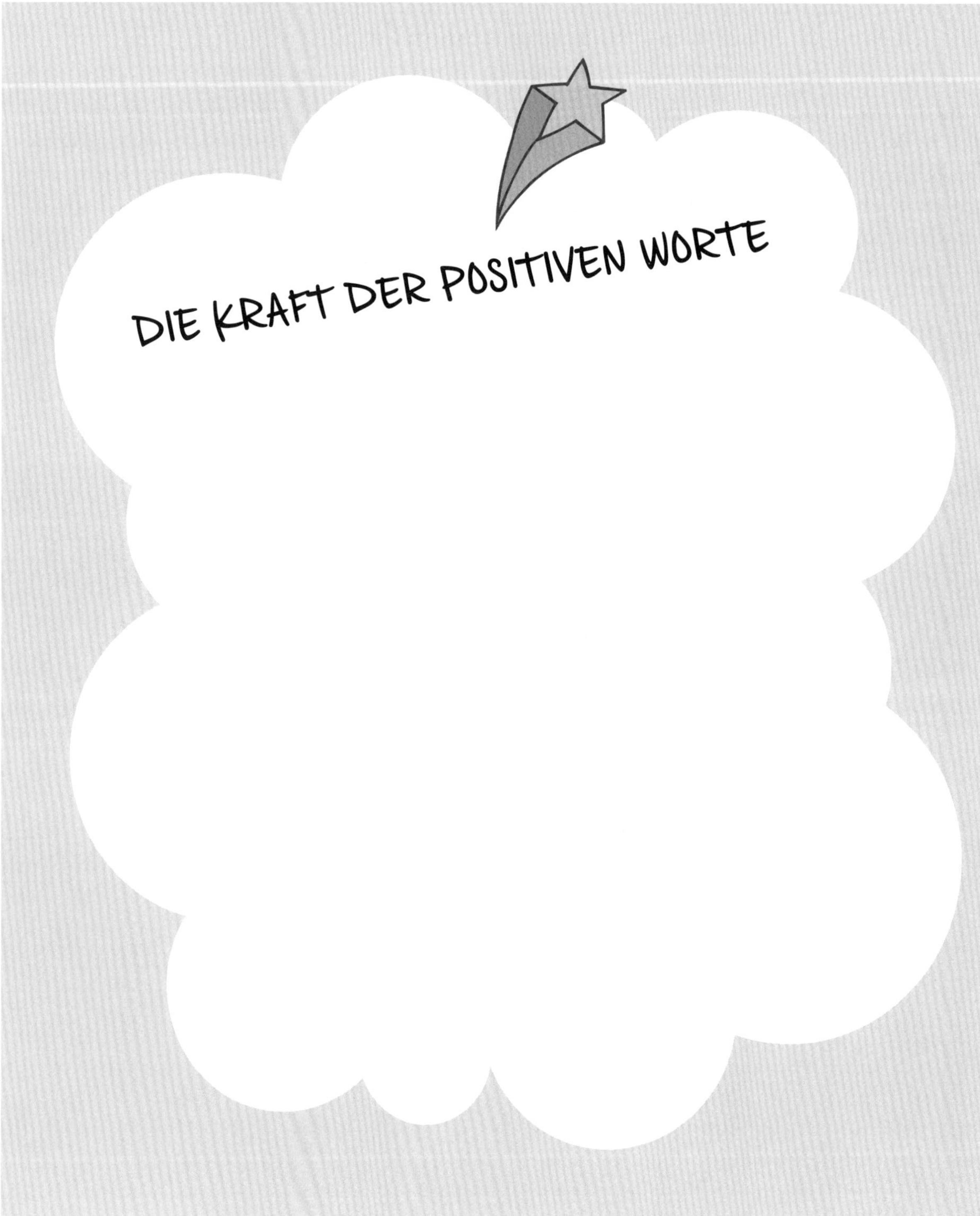

 © Hobbs • Balentine, Therapie-Tools Selbstmitgefühl für Kinder. Beltz, 2024

Herzlichen Glückwunsch!

Du hast nun dieses Buch beendet und bist bereit, deine Achtsamkeits- und Selbstmitgefühl-Kompetenzen in dein restliches Leben aufzunehmen. Du hast eine Menge neuer Werkzeuge gesammelt, die dir Superkräfte verleihen, um jede Schwierigkeit zu bewältigen, die dir in den Weg tritt.

Nun kannst du deinen Namen auf das Zertifikat auf der nächsten Seite schreiben, du kannst Filz- oder andere Stifte nehmen.

Nimm dir auch ein wenig Zeit, dich selbst zu beglückwünschen, dass du die Selbstmitgefühlsübungen geübt hast und dass du deine eigene Werkzeugkiste zusammengestellt hast.

Herzlichen Glückwunsch!

Gut gemacht!

Urkunde über die erbrachten Leistungen

Du hast nun deine Selbstmitgefühlsreise beendet.

Vorgelegt von: ______________________

Unterschrift: ______________________

Meine eigene Werkzeugkiste für »Dankbarkeit macht mich glücklich«

Jetzt hast du viele Möglichkeiten kennengelernt, wie du Wertschätzung und Dankbarkeit zeigen kannst. Denk dran: Du kannst immer etwas finden, wofür du dankbar sein kannst. Das kann eine große Hilfe sein, wenn du mit einer Situation zu kämpfen hast.

Kreuze die Übungen an, die du gelernt hast und gerne nochmal ausprobieren würdest.

- ☐ Sechs Inseln der Dankbarkeit
- ☐ Dein Gehirn und Dankbarkeit
- ☐ »Danke mit guter Miene an die Biene«
- ☐ Dankbarkeitsstock
- ☐ »Danke an all die Hände, die mich füttern«
- ☐ Dich um deinen Körper kümmern
- ☐ »Was ich an mir mag«-Münzwurf
- ☐ »Die Kraft der positiven Worte«-Poster
- ☐ Herzlichen Glückwunsch!

TEILEN HEISST, SICH ZU KÜMMERN

Welche Dankbarkeitsübungen würdest du gerne mit einem Freund oder einer Freundin teilen? Schreibe den Namen eines Freundes oder einer Freundin und die Übung oder Idee auf, die du gerne teilen würdest.

Der Name deines Freundes/deiner Freundin: ....

Was würdest du gerne mit ihm/ihr teilen? ....

....

....

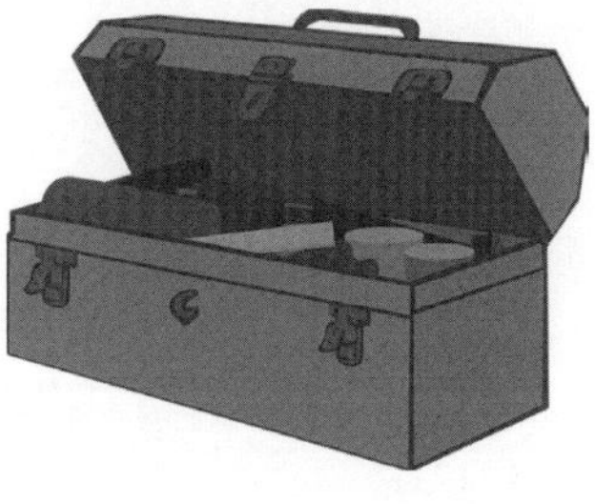

Du hast nun eine volle Werkzeugkiste, die dir dabei helfen kann, einige Herausforderungen zu bewältigen, die dir in deinem Leben begegnen werden! Wie du bereits weißt, sind die Dinge nicht immer so leicht. Aber wenn du übst, was du in der Therapie gelernt hast, dann wirst du merken, dass du einige tolle Fähigkeiten und Superkräfte besitzt. Diese Superkräfte können in deinem und dem Leben derer, die dir wichtig sind, einen großen Unterschied machen. Denk daran: Teilen heißt, sich zu kümmern!

Danksagung

Dieses Buch ist all jenen Lehrenden gewidmet, deren Pioniergeist Kindern auf der ganzen Welt die Tür zur Achtsamkeit geöffnet hat und die gelernt haben, sich in schwierigen Zeiten mit sich selbst anzufreunden. Die Weisheit und das Wissen, das diese Lehrenden weitergegeben haben, werden das Leben vieler Kinder und ihrer Familien noch über Generationen hinweg beeinflussen und verändern. Wir sind auch den Eltern und Kindern dankbar, die durch ihre Teilnahme am Lehrplan »A Friend in Me« zur Erstellung dieses Buchs beigetragen haben. Wir möchten auch den Forschenden danken, die sich dafür einsetzen, die Vorteile von Achtsamkeit und Selbstmitgefühl als Mittel zur Stabilisierung und emotionalen Regulierung von Kindern und Eltern zu untersuchen. Wir danken Dr. Kristin Neff und Chris Germer für ihre Beiträge und ihr Engagement auf dem Gebiet des Selbstmitgefühls, ohne die dieses Arbeitsbuch nicht existieren würde. Darüber hinaus möchten wir dem Center for Mindful Self-Compassion und der Universität von Kalifornien, San Diego, dem Institut für Achtsamkeit, dafür danken, dass sie an diese Arbeit geglaubt und einen Weg für die Lehre und für die Entwicklung des Materials für dieses Buch geschaffen haben. Schließlich möchten wir Tesilya Hanauer, Caleb Beckwith und Vicraj Gill von New Harbinger Publications für die ständige Unterstützung und Anleitung bei der Erstellung dieses Arbeitsbuchs danken.

Lorraine: Vor Jahren, als mein Mann John noch lebte, sprachen wir darüber, wie wichtig es ist, die Lehren der Achtsamkeit und des Selbstmitgefühls an Kinder und Familien weiterzugeben. Er war Zeuge der subtilen Veränderungen und der Widerstandsfähigkeit, die unsere eigene Tochter hervorgebracht hat. Als Amy und ich an den Aktivitäten für das Buch arbeiteten, kam ich oft auf unsere Gespräche zurück, und seine Worte gaben mir immer wieder großen Trost. Ich weiß, dass er stolz auf uns gewesen wäre, weil wir dieses unterhaltsame Buch auf die Beine gestellt haben. Ich möchte auch meiner Tochter Anna danken. Sie ist ein Musterbeispiel für die Freundlichkeit und das Mitgefühl in dieser Welt. Ihr kultivierter und ironischer Humor hat sich oft in unsere Arbeitssitzungen eingeschlichen. Darüber hinaus möchte ich meiner lieben Freundin und Kollegin Michelle Becker für ihren großzügigen Geist und ihr weises Mitgefühl danken. Sie war oft eine Stimme der Vernunft. Und schließlich möchte ich meiner Koautorin, Amy Balentine, PhD, danken. Ihr sanftes Wesen und ihre große Erfahrung in der Arbeit mit Kindern und Familien in ihrer psychotherapeutischen Praxis haben der Erstellung dieses Buchs wichtige Dimensionen hinzugefügt.

Amy: Ich möchte mich bei meinem Mann Scott und unseren beiden Teenagern bedanken, die in unserem Familienleben großzügig Raum für die Zeit geschaffen haben, die für die Erstellung dieses Buchs erforderlich war, und die auch die dringend benötigte technische Unterstützung geleistet haben. Ich möchte auch meiner Freundin Kim Erickson danken, einer erfahrenen Redakteurin und Achtsamkeitspraktikerin, die uns bei der Gestaltung des Arbeitsbuchs wertvolles redaktionelles Feedback gab. Und ich bin meiner Mentorin Lorraine Hobbs, MA, zutiefst dankbar, die mich nicht nur im Unterrichten von Achtsamkeit ausgebildet hat, sondern mich auch freundlicherweise eingeladen hat, dieses Buch gemeinsam mit ihr zu erstellen. Danke, dass Sie mir diese Gelegenheit gegeben haben und mit mir zusammenarbeiten.

Literatur

Germer, C. & Neff, K. (2018). The Mindful Self-Compassion Workbook: A Proven Way to Accept Yourself, Build Inner Strength, and Thrive. New York: Guilford Press.

Germer, C. & Neff, K. (2019). Teaching the Mindful Self-Compassion Program: A Guide for Professionals. New York: Guilford Press.

Neff, K. (2021). Fierce Self-Compassion: How Women Can Speak Up, Claim Their Power and Thrive. New York: HarperCollins.

Siegel, D. & Payne Bryson, T. (2012). The Whole-Brain Child: 12 Revolutionary Strategies to Nurture Your Child's Developing Mind. New York: Random House.

Hinweise zu den Audioaufnahmen

Auf unserer Internetseite www.beltz.de finden Sie zu diesem Titel zusätzliche Audiodateien.

Sie kommen zu diesen Dateien, indem Sie auf die Seite des Titels gehen, den Link zum Online-Material anklicken und folgendes Passwort eingeben: D{5V_U?& (Groß- und Kleinschreibung beachten). Dann können Sie die gewünschten Dateien öffnen bzw. herunterladen.